叶柳忠 著

寻真疗法

全国百佳图书出版单位

中国中医药出版社

·北京·

图书在版编目（CIP）数据

寻真疗法 / 叶柳忠著. -- 北京：中国中医药出版社，2025.8. --（中医师承学堂）.

ISBN 978-7-5132-9589-5

Ⅰ. R242

中国国家版本馆 CIP 数据核字第 2025UJ3137 号

中国中医药出版社出版

北京经济技术开发区科创十三街 31 号院二区 8 号楼
邮政编码　100176
传真　010-64405721
万卷书坊印刷（天津）有限公司印刷
各地新华书店经销

开本 710×1000　1/16　印张 15.25　字数 226 千字
2025 年 8 月第 1 版　2025 年 8 月第 1 次印刷
书号　ISBN 978 - 7 - 5132 - 9589 - 5

定价　68.00 元
网址　www.cptcm.com

服 务 热 线　010-64405510
购 书 热 线　010-89535836
维 权 打 假　010-64405753

微信服务号　zgzyycbs
微商城网址　https://kdt.im/LIdUGr
官 方 微 博　http://e.weibo.com/cptcm
天猫旗舰店网址　https://zgzyycbs.tmall.com

无数的中医医生，面对着共同的困惑：

单凭常规所学的望闻问切，辨治常见或典型的病证，疗效通常很好。但是，若遇错综复杂的病情、真伪难分的证型，总感觉似是而非、莫衷一是。不由得发出感慨："借我借我一双慧眼吧，让我把这纷扰看得清清楚楚、明明白白、真真切切……"

正因为如此，近些年来，能够从更根本角度探寻辨证真相的"脉诊"（如王伟"人迎气口脉法"、陈建国"仲景阴阳脉法"、陈日含"经方脉法"、谢相智"应象八纲脉法"等）、"腹诊"（如王宁元"经方腹诊"、日本汉方医学腹诊法等），成为广受欢迎、方兴未艾的诊疗方法乃至辨证理法。

那么，除了脉诊、腹诊，还能否找到一种便捷简易、直抵本源的诊断大法呢？

广州中医药大学博士毕业之后，在英国从事经典中医诊疗临床二十年的叶柳忠老师，发掘、传承"循诊"（循经诊疗法）。"循诊"主要通过"循经按压特定穴位（尤其是肘膝以下的五输穴）"的方式，根据所按压之处有无"异常反应"来判断病机。让我深感震撼的是：叶柳忠老师独立发掘的"三维病机"（阳经病、阴经病、二级病机）辨证体系，与经典中医所倡导的"六经辨证、病理产物"辨证体系，堪称心有灵犀、不谋而合。

叶柳忠老师除了对"三维病机"的发掘，更重要的学术成就是：独创"查经评分＋应验治疗"，精准速应诊疗。尤其是他突破传统的脉诊、问诊、望诊，创建性地发掘更便于多数医生操作的"经络切按"（尤其是"五输穴"），直接用来"查经评分"，诊断"三维病机"（阳经病、阴经病、二级病机），并以"应验治疗"进行核实修正。这在中医诊断学领域，是个极大的创新。

除了在"十二经脉辨证"领域的传承创新，叶柳忠老师在"八纲气血辨证"领域也做了独立发掘，他把"左阴血、右阳气"作为八纲气血辨证的主体，与"仲景阴阳脉法"发掘者陈建国、"八纲应象脉法"发掘者谢相智等专家的观点不谋而合、殊途同归。

面对中医药教育改革与高质量发展的大潮，"推进早跟师、早临床教学模式和方法改革，将师承教育贯穿临床实践教学全过程"已经成为中医界的共识。那到底什么样的学术体系更适合"早跟师、早临床"，更适合"将师承教育贯穿临床实践教学全过程"呢？

我们特别推荐叶柳忠老师的"寻真疗法"。

我们期待——

《寻真疗法》不仅仅是一部有影响力的图书；同时也是一场有感染力、亲和力的"读书会"，亦是一种有拓展力、深广度的学术思想。

刘观涛

2025 年 6 月于北京

目 录

第一章

导论：寻真理论的发现

第一节　缘起：依据"经络循诊"治疗疑难杂症

初入大学的时候，我对中医其实并没有特别深入的认识，当时不存在一心要发扬并传承中医的宏愿，只是单纯地对传统医学有一点兴趣。那时，我算是传统意义上的"好学生"，凭借全校第一的成绩迈入北京中医药大学（简称北中医）的大门，可以说，无论学什么，我都能得心应手。但对于未来，我完全没有自己的想法。临近大学毕业，我深感大学所学难以应对临床实践，对未来的发展方向我也没有特别清晰的规划和认识，所以决定继续读研，以期在更高的学术层次上去考虑将来的发展方向。

1997 年，也就是本科毕业当年，我顺利考取了广州中医药大学消化内科的中医临床研究生，并在三年后继续攻读风湿病方向的博士学位。前后六年，经过在医院轮科等临床训练，我深刻体会到西医在中医院日常工作中的影响力，但自己在学术与临床方面却没多大长进，反而对作为中医生的未来发展感到更加迷茫和挫败。当年，现实情况对于中医的年轻学子来讲不容乐观。我见识了太多中医临床的西医化，尤其是中医理论在临床实践中的弱化。我深知，在这样的中医环境里，一名年轻的中医医师要想成长为一位中医大家，有相当长的路要走，甚至一辈子都无法企及。我对于这样的成长路径感到失望，几乎看不到自己成为优秀中医师的机会和方向。不过，客观地说，六年的读研生涯里，我也并非一无所获。在为导师们做动物实验类科研课题的过程中，我增加了理科生的科研思维方式，对现实世界，尤其是中西医的认识，有了更客观、平衡的心态。

2003 年，29 岁的我博士毕业。虽然我已在广东省中医院获得了工作机会，权衡再三后，我最终决定到英国工作，以期在那边相对单纯的中医环境下，探索出一条不一样的中医人生之路。回想当初，我怀揣着读书时勤工俭学省下的 800 美金作为盘资，义无反顾地踏上洲际旅程，经香港乘坐维珍航空的航班，历经 14 小时，前往陌生的土地闯荡，那份勇气是何其坚决，又何其"少年意气"！我这个中医"少年"的探险之路，就在 2003 年的夏天展开了卷轴。

我当年是手持工作签证来英国工作的，第一份工作是在剑桥郡的一家小诊所当医生。半年后，我跳槽去了另一家稍大点儿的连锁公司，并在那里一直工作到我拿到英国永久居留权。到了国外，我才真正了解到中医在海外的实际生存面貌是怎样的。那时，中医在英国遍地开花，达到行业顶峰，几乎每一个小镇的每一条商业街都有中医诊所开设，但从业人员中，不少人缺乏正规的中医培训背景。中医师一度是居英华人中除餐饮业以外最大的职业群体。然而，在我到英国后的五年间，这个鱼龙混杂的群体在市场的大浪淘沙下逐渐没落，2008 年的全球经济危机成了压倒行业的最后一根稻草，很多中医诊所倒闭，中医师们失业后被迫回流国内。作为其中的亲历者，我幸运地生存了下来。我深切体会到，中医行医者的辨证诊疗技能与诊所经营生存之间存在正相关性。初到英国的头五年，我受雇于中医连锁公司，虽然收入不高，但是只要诊所能维持不倒闭、不亏本，我靠着"小聪明"操弄上大学及读研时掌握的那点皮毛知识，生存压力不大。然而，那时我对于疑难杂症的辨治基本没感觉，甚至完全摸不着头脑。这是实话实说，如今回想起来，我深感汗颜。

当年，我每天置身于小诊所狭小的环境里，几乎没有社交，跟同行交流的机会也相当有限，在中医临床与学术上的发展其实是停滞的。然而，在这种类似于"小镇全科中医诊所"的工作环境中，我有机会接触到内、妇、外（皮）、儿等各科在英国人群中常见的病症，长足了见识。这些机会我在国内搞专科研究时不可能遇到。经过这段潜心积累的时期，我迎来了自己中医人生的真正转机。

2008 年，我拿到英国永久居留权，决定独立开设诊所。在行医开诊之余，我于伦敦一家西方人主办的自然医学疗法学院的针灸部谋得一份自由讲师的教职，教授中医针灸课程。值得一提的是，我成为了该校历史上第一位华人讲师。

英国有很多这类私立职业技术学院性质的学校。每一个讲师都以日为单位、以类似自由撰稿人的身份分配讲题，于周末开课，每次给学生们教授一个 8 小时的专题。这种教学形式对讲师要求很高。因为没有工作合同的约束，只有教学效果好、同学评价高的老师才能在学校站稳脚跟，得到更多的教学资源与工作机会。这是我获得英国永居权之后第一份听上去颇为"体面"的工作，自然非常珍视，但是国内大学常用的那套教学法在这里显然行不通，所以我遇到了极大的挑战。第一，英国学员对中医所涉及的传统文化概念不熟悉，也没有相应的文化环境去引导他们通过联想打开思路。比如，对于阴阳寒热的概念，国内学生即使是初次接触，只要联系到小时候长辈们强调冬夏有别，冬天要保暖、喝热水，一般就会心领神会地理解，并准确区分阴阳寒热在生理、病理性质上的不同。但在英国，不管天气冷热，人们一早就会从冰箱里拿冷牛奶往嘴里灌；大冬天的，老太太们也光腿穿着裙子满大街溜达……所以，英国学生没法对生活中的寒热经验产生共鸣，如果仅仅是为了讲理论而生硬地照搬，没有任何与临床及现实生活的联系贯通，学生们非但听不明白，还会越学越迷糊，甚至产生抵触心理。连寒热的概念都如此难讲，那就更别提五行、生克制化、脏腑关系这些内容了。所以，我在教学中逐渐学会了如何用西方普通人能听明白的语言和表达方式，把东方传统哲学和医学的观念、概念讲通讲透。第二，老师要在一天 8 小时的时间内让学生们既学到知识，又不感到枯燥乏味、昏昏欲睡，教学内容需要做重大调整。我努力把课程内容的逻辑性、知识结构的清晰性、思考方式的连贯性、学习的趣味性与生活化相结合，也糅进了我对很多中医理论如何落实到临床实践的反思、印证、再次发现、再次融会贯通。当我能把各知识点和临床实践有机串联的时候，学生们的学习效率就得到了显著提升。最终，凭借对这份工作的热情、研究生时期受到的科研逻辑训练，以自己勤于思考、乐观风趣的特点，我逐渐形成了一种独属于自己的讲课风格。我在此后十余年的讲课生涯中，一步步成为该校留教时间最长、最受学生欢迎的老师。在英国中医学校十多年的教学经历，不仅帮助我成功地从一个普通中医大夫转型为独立自信的中医教育者，也对我后来总结出寻真疗法做了铺垫。

寻真疗法是一套适用于各阶层学员、易于操作上手的中医诊疗方法，其逻辑完整性、内容结构性都很强。寻真疗法的发现有一个重要的契机。2010年，随着教学经验的增多，我讲授的中医课程从中医基础、中医诊断、病理学等内容逐渐过渡到中医针灸、经络穴位、针刺治疗这些更偏临床操作的内容。由于学生对我的教学认可度比较高，他们希望我能讲讲经络诊查，这在一般国外中医正规学校里是很少触及的。学员们在其他渠道听说过经络诊查，可是在当年，大部分在英国的针灸医生对这一部分的实践和理论接触很有限。因为我是当时学院里唯一的中国老师，学员们都对我寄予了厚望。其实我自己在接受这个挑战的时候，心中是没有底的。因为我本身是中医系毕业，研究生学的是中医内科，对于针灸我是个"半吊子"，既没有相关的理论基础，更没有直接的临床经验。我需要找到一套可以自洽、框架清晰、理论和实践可以完整对接的系统，来指导自己的实践和教学。

既然有教学需求，不愿服输的我别无选择，只能硬着头皮现学现卖。我依靠自己原来的经络知识、网络上只言片语的内容，结合自己的临床摸索，尤其是在给学生门诊带教的过程中获得的即时反馈和第一手的经验体悟，逐渐累积了相关的知识。

回首这段经历，我深感当年命运为我敞开了一扇窗，引导我走上经络诊查与治疗的探索之路。这条路指引我在诊治中从原来的纯内科思维升级为经络思维，并由此进入更广阔的中医宝库。随着我对经络诊查的经验和认识的累积，经络中寒热、虚实、阴阳的病理特点等不同内容逐渐在我脑中建立起网状结构，一套依据经络状态来诊治疑难杂症的诊疗方法呼之欲出，这就是寻真疗法的前身。

第二节 困惑：从"各家学说"到"三维病机"（阳经病、阴经病、二级病机）

我向来不拘一格，喜欢发问，所以我的中医人生之路充满了不解与困惑。正是这些困惑，指引我逐渐走上了寻真疗法的研发之路。到英国行医多年，从最初的青涩到数年后的成熟，我一直心存一个巨大的问号——中医古籍，包括我们读到的诸如《伤寒杂病论》《黄帝内经》及温病等各家学说，对疾病的认识、论述以及治疗方法，论述往往过于文简意赅，难以对接于临床。例如，《伤寒杂病论》中对经方主治症状的描述，往往非常简短。而在基于症状的辨证中，医患的主观描述被付诸古书里的文字，又过手经后世解读，再运用到临床上，很多时候只能靠猜测，难以做到把握度很高的精准对接。当代很多研究经方的大师都强调"抓主症"，即只要患者主诉的主要症状与某方条文相符，所谓"但见一证便是，不必悉具"，便可依此定方。我始终未能找到满意的答案。明明都是头晕目眩，作为初学者，怎样精准地辨出它到底是经方里的小柴胡汤证、风引汤证、真武汤证，还是时方的天麻钩藤饮汤证呢？对此类问题，从来没有一个老师可以答疑解惑。

讲到针灸治疗，问题就更多了，我常常苦恼于针灸歌诀里记载的某某"特效穴"，明明声称善治某病，但在实践中，却解决不了我手上患者的病痛。甚至查某一个症状，几本书综合一对照，好几十个"特效""有效"的穴位蹦出来，那时候真恨不得自己生出一双火眼金睛，一眼看出哪个穴位才是真正有效的。在英国行医的头几年，这些苦恼常伴随着我。那时，我常常想，如果能拥有一套属于自己的鉴别诊断的辨证系统，以及一套能帮助自己判断筛查用针用药的诊疗方法，那该是多么令人兴奋的进步啊！

对于过去大学所学以及当代学术流派的传承，我也有很多疑问。在研读各家流派的治病思路时，我经常发现，他们对同一个病症、同一个方剂的思考方向，往往南辕北辙、互相矛盾。以《伤寒论》里的柴胡桂枝干姜汤证为例，胡希恕先生的方解中强调"里有微结"，即大便偏干结，而刘渡舟先生认为此证是"胆热脾寒"，主症中应包括胸胁腹满、便溏等脾寒之症。两位都是近代的伤寒研究大家，但对同一方剂之适应证的解读却完全相反。古往今来，这样的例子不胜枚举，单是对一个方子的认识尚且如此，中医理论的传承问题就更复杂了。原始的理论本源就模糊不清，流传到后世，变成各人各派，各说各理，于是形成中医派别林立、说法不一的局面，只能把我们这些没门没派的后学之辈整糊涂了。更糟糕的是，因为缺乏一条清晰而一以贯之的理论源流，不少中医学派在形而上主义的加持下，逐渐演变成一门理论上怎么绕都可以自圆其说，但在逻辑和操作层面上却难以自洽的"玄学"。

关于针灸经络诊查与辨证治疗，我曾研究过近代各家的经络诊察论述。我发现，有的论述聚焦于诊查经络循行部位的结构改变，过度依赖手感探查经络反应，结果是不利于初学者有效掌握和深入推广；有的则偏重经络压痛点与生物全息和西医病症的对应关系，却忽视了中医辨证的精准性；还有的直接把西医概念带入中医治疗，以筋膜肌肉神经代替经络、经筋、皮部，他们虽熟知西医各种肌肉神经的解剖名词，却弄丢了中医辨证中的阴阳、寒热、虚实等诊断思想，成了"跛脚鸭"。

深入分析后，我认识到当代很多中医学派的问题所在：不论是以症状主诉为辨证依据，还是以方测证的中医学习和临证方法，抑或循经辨证取穴、解剖神经结构针灸等临床方法，我总感觉是对病症的片面、有限的解读，缺少立体客观参数。这些方法虽然在其擅长的疾病治疗中游刃有余，但似乎都存在各自的短板，一旦遇到不擅长的病症，就有可能无法自洽。归根到底，这些新理论、新方法无法为传统针灸走现代化之路提供一以贯之的总纲，因而也不是一个能统领概括针灸学全貌的体系，对中医的传承来说，存在很大程度的不确定性。可以说，我自己在中医学习过程中，绕了一大圈，仍未能找到一个能把中西医各种病症的诊断和治疗都概括进来的辨治体系。

我的困惑很大部分还来自中医临床实践与理论的分裂。通过客观的观察，我甚至可以毫不客气地说，不少中医专家在理论和实践上存在突出的"精神分裂"。比如，在大学学习针灸学时，有些教科书常采用"脏腑辨证"来讲各科病的辨证诊断治疗，一个典型的例子是高血压症的针灸治疗。可实际上在临床上，不是所有的高血压都是靠泻太冲、耳尖放血就能见效的。连当代针灸师都知道，还要从颈椎、脊柱等涉及膀胱经、胆经的部位去寻找答案，这更符合经络、局部结构的辨证思路，而单纯以"脏腑辨证"扎针取效的情况反而并不占主导。这种理论教学和实际临床对接不洽的"精神分裂"状态，从侧面反映出，在部分中医理论的指导架构上，存在一定的盲区，甚至较大的盲区。为什么在实际临床上，针灸的"经络辨证"（甚至局部治疗）竟然往往会比"脏腑辨证"有效、有用得多呢？我们在今天从寻真的角度来看，这可能是因为有些教材编写者，当初对于疾病发病机理中不同发病部位的差异性理解不到位，例如对经证、脏腑证二者的定位差异认识不足，忽视了高血压的病因有可能涉及阳经经证，又受习惯思维误导，误以阴经脏腑辨证为主导辨证方向，结果有可能南辕北辙，当然也就达不到理想的效果。

除运用针灸之外，运用方药的治疗也存在类似的问题。有些中医师在临床中多用西药，病历中所写的"规范化"用药往往是院内的"协定处方"，真正意义上的中医辨证论治是缺失的。为什么会出现这样的问题呢？根本原因就是，很多中医医生对现代病症的治疗没有"中医思维"，也就缺乏有效的中医治疗途径。尤其是，我发现很多中医师习惯于使用以"疾病常见证型"为模式的单纯脏腑辨证，其实并不适用于当代人群的流行病。我深感：很多使用较为普遍的常规辨证体系，亟待更新换代。

是中医真的落伍了吗？答案是否定的。要解决当代中医常规辨证体系的瓶颈问题，还得从传统经典中寻找答案。通过多年寻真疗法的探索，我认为《黄帝内经》中"风为百病之长"这句论述极为精辟，如果我们能对其进行深刻、完整的诠释，很多当代难治之疾，或许都会在中医这里迎刃而解。通常，我们对"风"的认识多指牵涉受风感冒的"外风"病史，或肝风内动这类"内风"。其实这样的理解是很粗浅的。仔细研究中医的"风"之概念，就会发现，"风"涉及"善行而多变""走窜穿透力强""善携诸邪入侵人体"等特质，结合《黄帝内经》中"风为百病之长"的表述，我们应该把对风邪的认识扩展到一切不可捉摸、看不到、摸不着的急性病，尤其是发病原因不明的突发性疾病，例如突发的眩晕、高血压、高血糖等，也包括各类过敏，甚至还包括诱因不明的免疫类疾病，这些都可以看成风邪"隐性发病、急性、症状多变"的特性所致。风邪入侵的第一站就是人体的三阳经，所以治疗这类病症，探索阳经病的失常并予以针对性治疗，是一条直接快速的通道。治疗简单，效果也非常好。我们通过寻真疗法的诊疗思路，在这类疾病的诊治观察中确实获得了很大的成效，所以说，当代中西医的难治之病，不妨在寻真疗法中找一下答案。

寻真疗法对于疾病的认识可以概括为"三维病机"。

第一维是风寒暑湿燥火等外邪入侵，扰乱卫气层而羁留在三阳经引发的病症，统称为"阳经病"。

第二维是五脏气血阴阳失和导致的阴经阻滞或虚损，扰乱营气层而羁留在三阴经引发的病症，统称为"阴经病"。

第三维是痰湿瘀滞等因为内外邪气脏腑功能失衡而形成的次生"病理产物"，统称为"二级病机"。

在这个三维病机体系（表1）内，我们观察疾病的形成与演变，并遵照诊查发现的相关各维度病机精准施治，往往能取得立竿见影的效果。这正是寻真疗法在方法论的根上优于诸多常规辨治方法的原因所在。

表1 三维病机体系表

一、阳经病 （六气/六腑、卫气病）	风寒暑湿燥火等外邪入侵，扰乱卫气层而羁留在三阳经引发的病症	发病早期 （高度符合古人所描述的太阳—少阳—阳明三个发病传递层次的规律）
二、阴经病 （五脏、营气病）	五脏气血阴阳失和导致的阴经阻滞或虚损，扰乱营气层而羁留在三阴经引发的病症	发病中后期 （开始涉及三阴经和二级病机的出现）
三、二级病机 （气滞、血瘀、痰湿水饮）	痰湿水饮、血瘀、气滞等因为内外邪气脏腑功能失衡而形成的次生"病理产物"	

第三节 突破：五输穴"查经评分"
之简易且精准诊断

寻真疗法能够从普通的经络诊查辨证中跳脱出来，形成自己的特色，得益于我在临床摸索中对经典古籍和传统认识的观察思考和领悟。

我对"经络循诊"的观察分几个阶段。

第一阶段，确认经脉上的压痛点，尤其是五输穴的压痛敏化高低与病症疗效间的正相关。

那时我刚开始积累寻真经验，有段时间非常着迷地在经络上到处找"反射点""筋节点"等来治疗，结果走了一圈发现，倘若没有完整的诊疗理论进行指导，单纯针对经络上"反射点""筋节点"等类似阿是穴的异常点随意治疗，疗效极不稳定。直到我发现五输穴上的压痛敏化点，其诊疗效果明显优于随机发现的那些"反射点"，如果再结合针灸学中五输穴属性和功效的认识来给予合适的补泻，其即时和远期的疗效都远胜于其他穴位。我的关注点从此就集中在五输穴的重点穴位上，不再游移了。

第二阶段，我进一步确立了各敏化点压痛度的数字化分级。基于对五输穴敏化压痛与诊疗效应的正相关的认识，我发现，同一条经脉或不同经脉中的各个穴位压痛度可能不一样，患者感觉压痛越明显的穴位，治疗效果往往越突出。这启发我采用量化方法，尽可能有效地把敏化压痛度高的经脉穴位筛选出来，从而快速解决问题。一个基于 10 分制评分的敏化压痛点数字化分级系统就应运而生了。与此同时，因为有了数字化的分级，我对五输穴的查经表也做了精化。我从表中剔除了井穴，因其常表现为强锐痛，容易影响判断，同时剔除了一些敏化不突出的经穴，再添加了部分定位容易出现游移的穴区定位点，就形成了目前比较固定的寻真查穴定位图。

第三阶段，我通过查经数字化精准评分后发现，气血、阴阳、寒热这些病理性质会在人体左右呈现清晰的偏向性。寒性、湿性、阴虚、血虚在经脉左侧呈现刺痛，泡肿、虚空等评分明显高于右侧。反之，热性、气郁、气虚、阳虚表现出的刺痛、胀痛、虚空等评分则在右侧更突出。

在脉诊左手心肝肾阴、右手肺脾命门定位的启发下，"左阴右阳"的定性原则因此得以确立并在临床上加以印证。在患者身上，我首先注意到虚证在左右两侧有明显的差异。例如，阴血不足突出的人，左手脉象往往比右手更弱、更细。不单纯脉如此，舌象上也呈现出类似的特征。你会发现血虚的人，左侧舌体较右侧舌体更薄更窄，左侧舌下络也比右侧更细更短。经络上这样的表现就更明显了。血虚患者的血海穴在左侧触感虚空，穴位的深度及宽度都比右侧要大。脾虚患者则表现为太白穴右侧更虚空、更柔软。这一观察始于一次我在学院的临床带教经历。当时一个学员正处于月经期痛经，我在指导学员进行针灸辨证治疗时，触摸到患者左侧三阴交有明显的虚空感，相较右侧三阴交，对比非常明显。经询问，得知患者当时月经量非常大，而且下腹子宫一带痉挛疼痛较重，症状与经络诊查的虚空度相吻合。于是，我让每个学员都来摸一摸这个虚空感，没想到经过十多个同学的触摸感受，我再回去触查患者左侧三阴交时，那个明显的虚空居然神奇地回填了一多半，而患者的痛经也在不同人换手触摸的这十来分钟里不知不觉缓解了！这次经历很好地诠释了血虚痛经的病机与三阴交虚空度之间的关系，指明了诊疗方向，也坚定了我未来诊查虚证穴位虚空度的诊疗目标。那么，实证的经络是否也遵循同样的"左阴右阳"的规律呢？答案是肯定的。

最后阶段，我在明确左右经脉反应与人体受病性质的阴阳对应属性后更进一步发现，经脉的诊断属性仅仅是人体发病后的一个面向，从更广的时间维度看，疾病从起点就已经是按照左右阴阳属性来的，即寒湿等外邪属阴，所以更容易侵袭人体左侧经脉，如果患者同时还有阴血不足，外邪乘虚而入的机会就更大，而且患者感病受邪后痊愈的时间也会因体虚而拖延更久，中医看到的表现就是左侧阳经敏化压痛高，同时经脉虚空更明显。反之则是热邪气郁或气虚阳虚，在右侧的反应更突出。

这个思路打开后，我便可以灵活运用各个五输穴的五行属性功能，来应对左右不同发病部位之病症的辨证选穴及用药治疗。例如，有一个感冒后左侧偏头痛经月余不愈的病例，该患者经过常规的循经取穴针灸治疗及中药治疗，效果均不尽如人意。在分析病情时，我抓住关键信息即患者发病慢性化经久不愈，且于左侧发病，因此，我先尝试补左侧膀胱经的合穴委中穴，以及左侧胆经的合穴阳陵泉应验，看能否止住头痛，最后确认这个病症是风寒入侵太少阳经合并阴血虚所致，于是给予四物汤加柴胡桂枝汤为基础方的中药。结果患者服药两剂后，头痛就明显好转，三剂后，头痛症状完全消失，不再发作了。

"五输穴敏化压痛"和"左右阴阳定性"的确立，不仅是整个寻真疗法诊疗系统建立的基石，更是对传统中医理论进行现代诠释的一个重要贡献，为我们提供了一种更为精准、有效的诊疗思路和方法。

第四节 惊喜："应验治疗"与"顺逆补泻"

在寻真疗法的探索中，我意外地发现了作为其一大杀手锏的应验治疗，这一收获让我非常惊喜。

寻真疗法在早期只聚焦于敏化压痛点的经络诊断和治疗，而对于如何利用它来精准辨证以及迅速收效，我们的认识还很缺乏。

2019 年，在某一次指导学生门诊示教的过程中，我演示了头针刺激足运感区治疗腰痛的效果。当时，患者经头针治疗后腰痛仅缓解了大概 50%，于是我内心涌起一股冲动，本能地想在患者腰痛受病部位关联的膀胱经远端寻找敏痛点，当时就是脑中灵光一闪，想要挑战一下，看看单纯通过揉按远端的体针穴位是否能够把疗效进一步提高。

结果令人振奋：我在昆仑穴附近找到了敏化痛点，并给予随机揉按。令人惊奇的是，患者的腰痛竟然立刻消失，而且在后续的治疗过程中，一直到患者彻底康复，都没有再发作！

这次成功的尝试大大激发了我对探索穴位揉按参与诊疗过程以帮助精准定位和辨证的兴趣。于是，我开始在临床中大量应用应验治疗，将其纳入诊断程序。

我逐步发现，在找到切中病机的穴位后，即时疗效会非常显著；而如果病机不相关，就算是"经络所过"也不会有丝毫的效果。

另外我还发现，不同性质的虚证、实证与经脉上不同的穴性有着对应关系，古人对于五输穴穴性的认识在应验治疗中得到了精准体现。例如，对气虚夹湿引发的膀胱经、胆经所过一带疼痛的患者，只有在治疗涉及气虚（右属阳）及湿证最相关的右侧合穴（合穴主湿主水）委中和阳陵泉时，才会出现最佳的疗效。

就这样，"应验治疗"这一特色环节在寻真疗法中应运而生，被纳入寻真辨证诊断、筛选病机的程序中。

事实上，应验治疗要取得精准稳定的疗效，另一关键点在于，明确验证顺逆时针揉按补泻方向的不同效应。在这一点上，对《标幽赋》中"迎夺右泻凉，随济左补暖"的理解至关重要。在针灸学的课程中，多数人的观念是顺时针转针是补，逆时针转针是泻。然而，这种补泻原则在临床上到底有多大的效应，至少我还没遇到能说得清、做得到的老师。另外，这个顺时针和逆时针如何与《标幽赋》中的"右""左"对应，也没遇到能说得特别清楚的老师。如果换成用手揉按，顺时针揉按后是补还是泻，情况又如何呢？按照《标幽赋》的说法，手指向右转（即为顺时针转揉）会出现凉泻的效应，反之向左转（即为逆时针转揉）会有温补的效应。经过反复的实践验证，我发现这一解读是正确的。例如，急性期疼痛的患者，局部肌肉紧张拒按，沿经远端穴位呈现刺痛，当给予该刺痛的敏化压痛点顺时针揉按后，不但该压痛点的敏化度会降低，局部伤痛拒按的肌肉也会随之放松并且压痛减轻，活动改善。反之，如果逆时针揉按，该穴位敏化疼痛及局部压痛度都不会缓解，甚至很大可能会加重。而对于肌肉虚空、疼痛性质以酸痛喜按为主的病症，逆时针揉按则效果更好。

可以说，顺、逆时针方向揉按的效应差异是非常显著的。顺时针揉按拥有散结、疏通、泻邪的功能，而逆时针揉按呈现收涩、温暖、补虚的作用。这一发现在我的临床案例中得到了反复验证。由此，我得以将应验治疗中不同穴位顺逆补泻所呈现出的效应与该穴位所代表的经络脏腑病机的辨证意义结合起来，从而实现了应验治疗与精准辨证的有机结合。比如上面的疼痛症患者，我们在远端五输穴上通过顺时针泻法即缓解了疼痛，那就提示该患者刻下是经络阻滞的实证状态；如果顺时针效果不好，而施以逆时针补法后缓解疼痛的效果更突出，则提示患者刻下是经络气血不足的虚证状态。

如今，以"顺逆时针补泻原则揉按"为基础的诊断治疗过程，已成为寻真疗法中非常独特的一环。得益于应验治疗的加入，寻真疗法的诊疗不再是单纯的"靠直觉，凭经验"的模糊医学，而是成为继诊查经络敏化压痛评分之后，针对主症与病机关联的经脉进行一对一精准辨证的治疗过程。

就这样，从2010年探索经络开始，历经十年左右的时间，我由点及面，逐步形成了三维病机学术体系，将穴位敏化数字化分级、左右阴阳辨证，以及应验治疗、顺逆补泻等零散的发现整合起来，构建了一个诊治疑难杂症的中医诊疗体系——寻真疗法。在这个过程中，我通过不同场合的分享与传授，让寻真疗法逐渐受到越来越多中医人士的关注。

第五节　顿悟：从经典古籍获取灵感

传统典籍中的各家学说和古人经验也是我汲取养分的重要来源。不同于人云亦云的生搬硬套，我更倾向于从古人留下来的经验中去思考其中蕴含的逻辑及其背后的深意与临床意义。在寻真应验治疗的取穴四原则中，我提出的"对经平之"原则，就是借鉴古人经验后提炼出来的。

在传统针灸补泻选穴配伍中，有一条重要的原则，即阴经脏有邪，泻阳经腑。传统上认为，其背后的道理是，阴阳表里对经间的气血是相通的，阴经主里主藏精，阳经主表主通泄，故阴经有邪可以泻阳经，达到既泄除邪气又不伤阴经五脏本气的目的。我在这个思路的基础上进一步延展，阴阳对经间的经气既然是互通的，就应该是互助的。其中六腑阳经的功能维持，必是依靠五脏阴经之经气的支持，所以当泻阳经的疗效不显著时，鼓动对应的阴经的经气来助力，能进一步提升泻阳经的效果。这就是"敏化不应，对经平之"原则的由来。在寻真学习的初级阶段，我们强调"泻阳经，补阴经"，也都是对上述思路的具体应用与落实。

在这里，我想澄清一个概念上的误区。阳经主表与六腑紧密关联，这体现的其实是经脉与内脏的关系，所以，我们不能把阳经经脉上的经络病简单等同于六腑病，将二者机械对应，并直接用六腑病名来理解和称呼经脉病。这种错误常常发生在中医对脉诊和舌诊的解读中。寻真脉诊和舌诊分别把浮取脉和舌苔定位于阳经病，即六腑所对应的三阳经的发病状态，这些症状包括临床中最常见的三阳经经络系统分布循行所过区域的经症，以及三阳经的气化失常症，当然同时也涉及与三阳经关联的六腑功能失调的症状。这样的解读相对于某些中医流派简单地把浮取所得的脉象定性为"膀胱病""大肠病""小肠病"等，对临床辨证与诊断的意义要大得多。虽然阴经经脉和五脏的关系相对来说更密切，但它们之间的差别与阳经和六腑的关系类似，也存在经症、气化症及脏症的分别，概念上是不能混淆的。

"气脉"的发现，也源于我研读经典时获得的启发。

2017年前后，我有一次偶然读到《难经·七十八难》的一段话："知为针者，信其左；不知为针者，信其右。当刺之时，必先以左手厌按所针荥、俞之处，弹而努之，爪而下之，其气之来，如动脉之状，顺针而刺之。得气，因推而内之，是谓补；动而伸之，是谓泻。"这段话如同一道闪电，瞬间唤醒了我脑海中深藏的记忆。

我意识到，长久以来，中医学子们被告知的一些针刺以及"得气"等常识，或许并非先贤们的本意，而是后人穿凿附会、曲解而来的。《难经》这段话其实给我们提供了几条重要信息。第一，针刺前探气脉是取得疗效的重要一环，通过手对经脉的刺激，激发经脉中的经气，从而令左手在欲下针处探到气脉；第二，原来古人判断得气的标准，是以气脉来至为指标，得气的最高境界，是施术者左手下类似动脉搏动的气脉触感，这既非后人曲解成的患者感受到的"酸麻胀痛"，也不是大家相信的医生针下感受的"如鱼吞钩"；第三，针刺的补泻，也是以获得气脉为基础，根据气脉的状态来施以补泻的。

受这些经典文字的指引，我依样在学员和患者身上摸索这些气脉现象。果然，气脉的感觉与《难经》中的描述如出一辙。

我还观察到，身体体质好的人，气脉来得快，并会根据刺激产生不同的即时改变；而体质气血不足的人，气脉弱，反应也慢。临床上99%的人都能在经脉上摸到气脉，所以，根据气脉来判断得气乃至指导诊断治疗，无疑是一个值得信赖的方式。我就把这些从《难经》里得到的发现进一步延伸到寻真疗法的取穴定位、辨证与针刺等各个环节中去了。

关于穴位的取穴定位，寻真有它独特的思考。首先从《黄帝内经》《难经》的思路出发，我认为，经气既然处于类似动脉流体的状态，那它在经脉中的运行及出走到体表的穴位，就像是河流一样，其定位不会是一个永久固定的位置，根据患者当下的身体状态，穴位的实际定位一定会有游移，所以我在治疗的时候，始终将揣穴定位作为先于针刺的第一步。我揣穴定位时会参考几个原则：①对于实证，不论阳经阴经，均以压痛敏化度最高的点作为取穴的标准（这是依据"不通则痛"原则提示的邪气阻塞最突出的位置）；②对于虚证，我会以虚空度最高的点为中心来探气脉，然后依靠气脉搏动最明显的位置来最后定位该穴。

寻真的气脉定穴法也帮助我解决了一些历史上定位描述不清晰、容易产生争议的取穴问题。我会先从古人命名的逻辑出发来寻找线索，最后通过摸到穴位的气脉搏动最强点来确认具体定位。曲泉穴就是其中的典型例子。曲泉穴一般表述是膝内侧腘横纹端上一寸的凹陷处。这样的表述有可能出现一定的误导性，因为如果没有讲明取穴时腿膝是直立位还是屈曲的坐位，"上一寸"的方位指向存在 90 度角的差异。受到曲泉穴名的启发，我意识到，"曲"字意味着取穴时膝关节可能是屈曲状态，"泉"字则提示该穴位可能是位于一处凹陷松软的区域。因此，我通过反复实践，基本确定曲泉穴应位于股骨内上髁后的一处凹陷明显的区域，而非股骨或者膝关节内侧的骨面上。最后的具体定位要靠探"气脉"，我按照《难经》描述的方法，以右手先在肝经的远端如太冲给予一定的按压或轻揉，通常 3～5 秒，气脉便会到达左手探脉的远端并出现搏动。我的左手会在曲泉的目标区域仔细感觉气脉的力量和脉形，当找到气脉搏动最强、最稳定的位点时，就把它确定为曲泉的具体位置。我最终发现，股骨内上髁与大腿缝匠肌集合处的后缘凹陷处，确实是气脉搏动最常出现且最强的位点。因此，我就把此位置确认为曲泉穴的最佳定位点。用这个穴点来补肝血、祛肝湿，效果非常好。对所有其他定位不清的穴位，我也会参照《难经》中的做法，先用右手在经脉远端给予揉按刺激，左手同时在穴位定位区域附近查探气脉，找到其中气脉最明显的位点，就可以在此定位下针。

探查气脉如今在寻真疗法的诊断治疗中也占有很重要的位置。它不单可以用于指导针灸揣穴取穴，还被我反向运用到下针后，于相关经脉远端或主症发病部位处探查气脉，以帮助我增加辨证精准度并指导治疗，进而提升疗效。

有了探气脉的基础，我们可以在探查处感受经脉不同层次的气脉深浅以及各自形态，从而了解其经脉中卫营气各自不同的状态。另外，邪气等在气脉中混杂所呈现出的不同手下触感也会给我们提供不同的病理信息，甚至通过探气脉还可以帮助我们判断当下治疗是否达到预期的治疗目的，等等。这些宝贵的经验在我后续实践中都得到了不断的丰富和补充，逐渐融入现有的寻真诊疗系统中。因为探气脉能帮助我们更精准地针刺到受病经络的应有层次，身体的排病反应及蝴蝶效应就特别直接和明显。

我发现自从有了寻真这套探气脉的功夫后，我在治疗中见证了患者越来越多的神奇反应。有一次，我给一个双下肢酸重麻木疼痛的患者补风市穴，我的左手在风市穴远端的悬钟穴一带摸到浅层的细弦状气脉，伴随着麻酥酥的"风"感，几乎同时，患者惊呼，在她的第4、5脚趾处开始感觉有股冷风在往外跑。这次的经验大大丰富了本人对"风市"穴命名的理解，同时也启发了我后来对于胆经虚证夹风可以用补风市的经验，而且每次只要用对了补风市，必见脚上泄风的神奇效应。

第六节 印证：从"全球新冠"到"阳经病–阴经病与寻真方药学"

要说到真正让寻真疗法大放异彩的契机，就不得不提及2019年开始的全球新冠（新型冠状病毒感染的简称，下同）大流行。2019年底新冠疫情席卷全球，身在英国的我经历了数次病毒变种引发的疫情高峰。面对这一前所未有的挑战，从2020年3月初起，我和英国中医界的同仁们共同组织了"英国中医志愿者抗疫援助行动"，为众多轻中度新冠病例提供了及时的救助。在救治各类型新冠病毒感染病例的过程中，寻真疗法实现了远程指导查穴，让患者得以自我进行穴位按摩治疗，自我救助。这种全新的诊疗方式不但突破了传统中医诊所面对面治疗的局限，更在疫情的反复考验中获得了迭代与升级。

首先是寻真疗法从线下面对面诊疗到远程诊疗模式的华丽转身。这也是由当时英国本地的国情所决定的。英国的国民医疗保健系统对于新冠患者的处理方式不同于国内。因为医疗资源不足，医疗急救服务与医院急诊室只对紧急、严重的呼吸困难或者其他危及生命的病症开放。大多数症状不重或者没有达到急症送医标准的患者求医无门，只能居家隔离。另一个客观情况是，在疫情匆匆来袭之时，即 2020 年 3 月英国封城初期，英国的中药断货严重，中医诊所里能用得上的常用中药都存货无多。所以，一面是政府封城令下，中医诊所停业，无法面对面接诊患者；一面是中医想要开药却"无米下炊"，中药的使用中，不但常常要面对缺少关键药味的困境，还要接受英国邮政快递慢、远水解不了近渴的现实。正是在中医诊所鞭长莫及还无米下炊的双重困境下，我想到了自己当时致力推广的寻真疗法。之前用寻真主要是看复杂的慢性病，旨在做到辨证准确、效果良好。那现在能否用它来远程诊治患者，指导他们在这场从未遇到过的流行大疫前，不借助外力，实现自我救治呢？不试不知道，一试吓一跳！我发现，原来自己手里一直握着的是这样一块宝贝！

先讲一个让寻真诊疗法一鸣惊人的病例吧。那是在疫情初期，我参加"英国中医志愿者抗疫援助活动"时接诊的一个远程求援病例。患者是一位在威尔士斯旺西大学的中国留学生，她半夜里上背部突发剧烈疼痛，并伴有轻度发热和中度呼吸困难，送当地综合医院急诊检查处理后，被诊断为"疑似肺栓塞，新冠肺炎"，并留院治疗。经过各种输液和口服止痛药，甚至使用了吗啡，她的疼痛仍未能缓解。

我一大早接到求援请求，立即承接了远程会诊，指导她运用寻真的查经方法，找到与背痛相关的膀胱经远端敏化点昆仑穴。我指导她顺时针按揉穴位 50 下后，结果令人拍案叫绝，折腾了她一整夜及大半个白天的背痛和呼吸困难，竟然瞬间就消失了。其后数日，女孩在我的指导下坚持按摩昆仑穴，并配合后来诊查出的肺经尺泽穴和胃经丰隆穴。她的背痛和呼吸困难逐渐缓解，发热退却，后续没有用到任何的中西医药而痊愈。这个病例是当时我最早接触到的寻真远程诊治并迅速获效的新冠相关病例。经此一战，寻真疗法的神奇疗效就在志愿者医生和留学生群体里传开了。

再讲一个中重度的新冠病毒感染案例，这个案例说明，寻真对于就要上呼吸机的重症患者效果也不遑多让的！患者是经我的伦敦学员介绍的一位英国同事，她一家人都感染了新冠病毒，求助当晚已经是感染后的第12天，由于医院拒收，患者病情恶化，感染后一周仅有轻度的胸闷咳嗽，却生生给延误至出现严重胸闷、呼吸不畅、高烧伴极度乏力，连下床上个厕所都无力完成了。

了解情况后，我指导她简单查了三阳经和肺经，发现肺经尺泽穴、大肠经曲池穴以及胆经足临泣穴是突出的敏化点。于是，我简单交代她揉按了尺泽和曲池穴，奇迹发生了！患者当即频频咳痰，原本她躺在床上还得蜷曲着前胸，以缓解胸闷呼吸不畅，现在身子一下子就直起来了，她惊奇地发现自己竟然可以不费力地步行去上厕所了。第二天早上，患者醒来后，呼吸困难、胸闷、体乏的症状都明显好转。当日她约诊的家庭医生查出她的血氧浓度掉到了92%，要求她紧急入院治疗，但患者感觉自己的状态在明显好转中，决定先观察一下再定夺，暂时拒绝了入院。于是，我建议她继续用前一晚的穴位按揉方案坚持三日，再查血氧浓度。如果改善不明显，再考虑入院接受西医治疗。三日后，患者向我汇报说，她的血氧浓度已经升到了97%；又过了一周，患者兴奋地告知我，她已经可以自如上下楼梯，不再出现乏力、呼吸不畅和胸闷的症状了。这个病例单纯依靠寻真疗法，从中重度的病情顺利康复，连她的家庭医生都感到神奇。如果不是前一晚患者揉按穴位后立竿见影的神奇效果，患者何来如此大的信心坚持下去呢？在危急的状态下，是寻真疗法实实在在的疗效给了患者和我坚持下去的勇气。

此后，越来越多的寻真疗法救治病例展现出了令人惊叹的神奇效果，这些经历令我越来越笃定，寻真疗法的穴位揉按，哪怕只是远程诊疗，其效果都是值得信赖的；而每日坚持规律的穴位按揉治疗，其疗效甚至能媲美部分针刺疗法。

新冠疫情也为我深化寻真"三维病机"体系提供了实践、练兵的机会。最开始，我对于三维病机的总结，更多是从《黄帝内经》和《伤寒论》等经典记载中获得的平面知识点。直到接触越来越多的新冠早、中、晚各期的感染求援病例，我才得以对各种不同的临床表现进行系统化的观察和总结。尤其是当我发现患者发病症状与各阳经有一一对应的关系，进而指导患者在对应的三阳经敏化穴位上揉按，很快使患者转危为安时，我深感震撼。我深刻体会到，新冠肺炎病情的发展，尤其是在发病早期，高度符合古人所描述的太阳→少阳→阳明三个发病传递层次的规律，而发病中后期则开始涉及三阴经和二级病机的出现。整个发病过程都可以通过经脉敏化点与症状的鉴别诊断及治疗来实现有效的对接。"三维病机"这一认识至此最终完成了从理论到实践的统一。

经脉敏化与辨证诊断的对接还为我打开了一扇窗，引领我深入探索伤寒经方等的组成规律。除了用针灸对经脉敏化点进行治疗以解除相关经脉症状外，我在中药治疗中也加入了引经的尝试，结果发现，膀胱经的敏化用太阳病的对应处方往往能迅速见效，胆经三焦经敏化则用少阳病的对应处方，而胃经大肠经敏化则用阳明病的对应处方。通过不断地实践和总结，我最终发现了三阳经三阴经病各自对应方剂的规律。这些经脉敏化与《伤寒论》经方之间的对应关系一旦确立后，我的方剂应用能力发生了质变，从原来的"有是症即用是方"的模糊辨证模式，转变成了"有是敏化，即用是方"的精准模式，临床有效性即得到了巨大的提升。在实际运用中，因为有经脉敏化的指引，我能够在范围和灵活度上更加自信纯熟地运用伤寒方，做到因证施治、精准用药。例如，有了经脉敏化的辅助，我会给膀胱经委中穴敏化的新冠病毒感染后脑雾症患者服用五苓散；而面对另一个胆经足临泣穴敏化的中风后遗症脑雾症患者，我选择小柴胡汤。

最后，这一惊喜的发现还进一步引导我学会把穴位敏化和左右阴阳、寒热及各自穴性配合在一起，综合分析病机，从而认识到，伤寒、温病、经方、时方的所谓分别，各家各派的所谓分界，一旦用经脉的思路去看，其界限分野便显得不再那么绝对。看似复杂的表里、寒热、虚实，以及气血阴阳盛衰等问题，一旦放到经脉敏化的对应框架中去解读，大多能够得到精准的定位，之前我感到难以跨越的那些障碍也随之消失了。

如今，在中药辨治疑难杂症的处方中，我不再拘泥于某门某派之技法，也不再因为自己缺乏经验而对某种病畏手畏脚，更不会拘泥于某师的施治经验，被所谓的"至上规则"而困，不敢越雷池一步。相反，我会根据自己查经应验治疗后得出的三阳经、三阴经以及二级病机的理解，结合寻真方药学的经-方-药对应关系，有针对性地处方下药。当我走到这一步后，我发现自己对经脉、病理、一方、一药的理解，早已跳出原来的框架，焕然一新了。

弹指一挥间，岁月匆匆流逝。犹记得 21 年前，我而立未满，学生时代的青涩尚未退却，便怀揣着梦想，孤身一人来英求发展。一转眼，我已两鬓斑白，进入半百之年。2024 年春，我手握寻真疗法这把可以打开中医学宝库秘藏的"宝剑"，踌躇满志，意气风发。这一段寻真之旅还有下一站等着我去寻宝探真。

> 负笈离乡赴英伦，
> 少年寻梦求医真。
> 久炼真金得宝器，
> 循经探病展乾坤。

第二章

寻真疗法理论溯源及病传精要

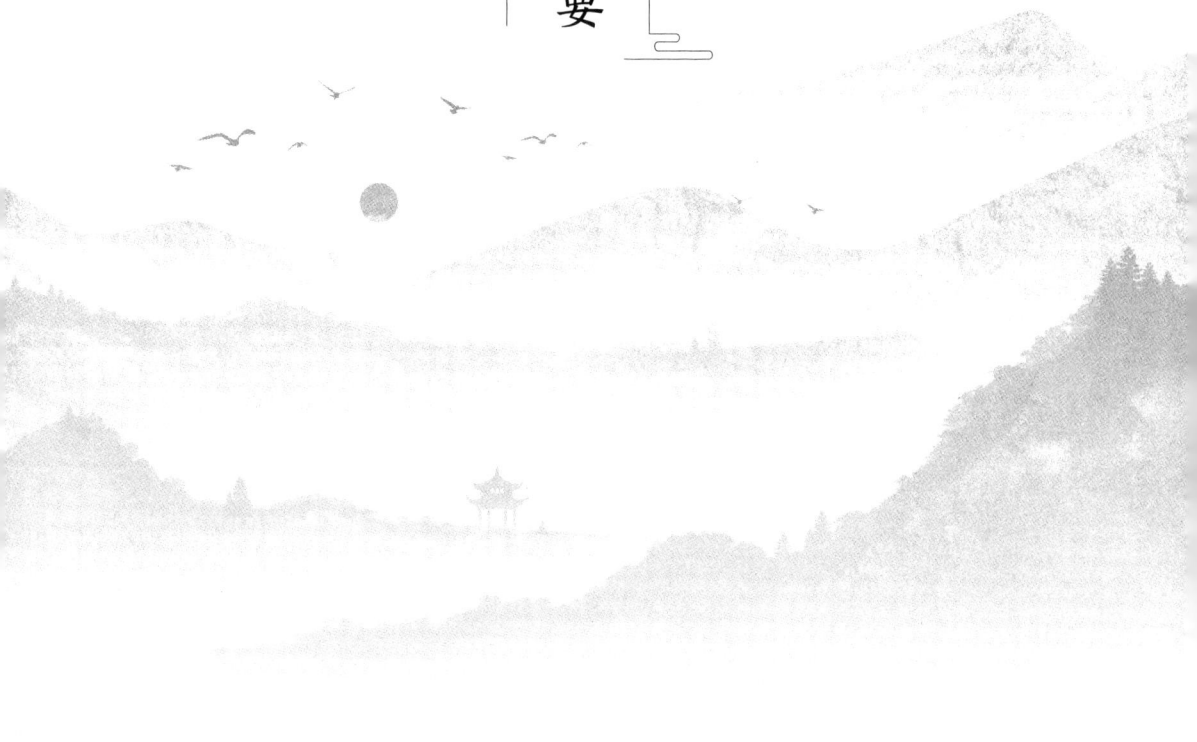

导语：寻真疗法，让传统经络理论再放光芒

首先，什么是寻真疗法？顾名思义，这是一种旨在探寻疾病背后的真实病理状态，并据此进行精准治疗的方法。它是在传统针灸学说的基础上，深入挖掘并提炼经典理论，从而形成的一套独特的诊疗方法。

寻真疗法以经络循行路线上的五输穴及部分特定穴的敏化压痛和虚空度作为诊断的参照指标，通过细致的分级评分，精准锁定目标经络，进而根据敏化点所反映的信息，精准选取相关经络和穴位，施以不同的应验治疗措施，当补则补，当泻则泻。这一做法旨在通过激发身体的快速反应来帮助进一步精准辨证诊断，并为后续治疗提供明确的指导。

在诊断层面，寻真疗法将经络、舌诊、脉诊等手段相互整合；在治疗层面，寻真疗法又将针、灸、点穴揉按、中药等灵活搭配，是一套灵活的诊疗系统。

精准的辨证诊断是中医治疗取得成功的关键。中医历来注重望、闻、问、切四诊合参，以获取准确的辨证信息。然而，尽管切脉在中医千百年的历史发展中备受推崇，但对身体与经脉的切诊，很多当代中医临床者并未普遍而精准地应用，多数仅作为四诊的参考而已。近年来，王居易教授的《经络医学》著述犹如一盏明灯，为当代中医学者在经络诊断的道路上指明了方向。但是，要真正掌握经脉循摸的各种体征与触感，还需要较长时间的专业训练，这对普通临床学员来说并非易事。因而，如何在经络体征和临床精准辨证之间建立一个更为简单、快捷的通道，成为针灸治疗临床疑难杂症的关键所在。

笔者近年来在海外教学与临证中，逐渐总结出一套有别于传统的经络

辨证诊疗规范——寻真疗法。这一疗法以其"精、简、效、应"的特点，在临床上受到患者与学员的普遍好评。本章内容将立足我的个人经历与体悟，结合经典医籍的相关内容，引导大家重新审视经络系统及其在病理状态下的变化，从而理解寻真疗法的诊疗思路，以及它对增强临床精准诊断、提高临床疗效的重大意义。

第一节　理论探源：寻真疗法与经络辨证的异与同

一、寻真疗法和经络辨证之"同"

寻真疗法和经络辨证源自同一经络理论，二者共同遵循着经络理论的诊断与治疗基本原则，包括：经络的循行路径与主治范围；经络与脏腑的相互关系；经络五输穴井、荥、输、经、合各穴的功用主治。

无论是寻真疗法还是经络辨证，在基本原则上都是一致的。然而，临床上我们经常遇到一个问题：按照传统经络理论的这些原则选穴施针时，疗效有时好，有时却不尽如人意，不具可预见性。为什么在同样的理论指导下，这些穴位收效存在着不稳定性，时而颇有效果，时而又无效呢？长久以来，似乎缺乏一个明确的规律来解释这一现象。寻真诊疗整个体系所着眼的就是要尝试解决这一问题。

寻真疗法在诊断上尤其强调五输穴和部分特定穴上的敏化压痛和虚空。这在传统的循经取穴中也是很常见的做法，但对敏化点的"分级评分"在传统针灸中并不多见。加入"分级评分"是寻真疗法的独创，这一优化可以为相关穴位所反映的病机相关性增加一个相对客观的评估指标，从而更精确地指导治疗过程。

二、寻真疗法和经络辨证之"异"

1. 阳经卫气病与阴经营气病的平行与统一

寻真疗法秉承了《黄帝内经》邪气传变理论，并在病机理论中引入阳经病（六气 / 六腑、卫气病）与阴经病（五脏、营气病）的概念，同时强调这两种病机并非彼此孤立，而是平行存在的。从疾病发展的脉络看，六气引发的阳经病变通常先于且浅于五脏受累的阴经脏腑病变，但是在疾病进展的各阶段，阳经和阴经的病理状态仍然具有其独立性，所以，在诊断和治疗中，应对它们进行独立的审查和处理。在诊断与治疗中，深刻理解并贯彻这一原则至关重要。做到六经辨证和脏腑辨证的立体统一，能显著提高临床疗效。

《素问·皮部论》云："是故百病之始生也，必先客于皮毛。邪中之则腠理开，开则入客于络脉，留而不去，传入于经，留而不去，传入于腑，廪于肠胃……皮者，脉之部也，邪客于皮则腠理开，开则邪入客于络脉，络脉满则注于经脉，经脉满则入舍于腑脏也，故皮者有分部，不与，而生大病也。"《素问·缪刺论》云："夫邪之客于形也，必先舍于皮毛，留而不去，入舍于孙脉，留而不去，入舍于络脉，留而不去，入舍于经脉，内连五脏，散于肠胃，阴阳俱感，五脏乃伤，此邪之从皮毛而入，极于五脏之次也。"这段文字深入探讨了邪气入侵身体的传变路径，从体表皮毛（皮部）开始，经浮络、孙络入侵络脉，再传入正经，最后通过肠胃（阳明大肠经和胃经）的联系进入"腑脏"（注意是先"腑"后"脏"）。其中还有一个言而未明之意，那就是邪气在经脉系统里逐步深入的传变顺序上，有什么规律呢？

答案：第一，先阳经后阴经，先经络后腑脏；第二，阳经系统里也有太阳、少阳、阳明系统的层次顺序问题。为了说明这个问题，需要探讨卫气的功能与循行分布。卫气作为机体抵御外邪的第一道而且是最主要的防线，其循行方向及顺序与邪气入侵的常规方向和顺序是一致的。

我们都知道，《灵枢·营卫生会》云："人受气于谷，谷入于胃，以传于肺，五脏六腑皆以受气，其清者为营，浊者为卫，营行脉中，卫行脉外，营周不休，五十而复大会，阴阳相贯，如环无端。"这里讲到了营气、卫气互相协调的运行方向，在全天 24 小时内，营气在经脉的深部循行，卫气在经脉的外层协同运行，但是根据《灵枢·卫气行》记载，卫气还有另一条主要的循行路线，其规律是日行于阳（经）25 周，夜行于阴（脏）25 周。卫气白天在阳经经脉里的循行是依据足 / 手太阳→足 / 手少阳→足 / 手阳明经的顺序传递的，这一循行顺序实际上正揭示了邪气逐层入里的传递顺序。太阳经作为体表最浅层的阳经，首先受到邪气入侵，随后邪气经过少阳传递到阳明经，继而经由阳明经，"留而不去，传入于腑，禀于肠胃"，最后再进一步传入阴经脏腑系统，导致"阴阳俱感，五脏乃伤"。另外，邪气在经络中的传递始于络脉，进而深入经脉，从四肢远端逐渐走向心脏，这一特征在阳经中尤为明显，邪气从井穴逐渐深入到合穴，其顺序提示了病邪的深浅程度。在临床上，与"不通则痛"的原理一致，邪气在该经络停留的位置往往就会表现为敏化的压痛点。这些压痛点既可作为诊断、评判经络与发病关联度的依据，也可作为治疗时选穴的依据。

基于上述两点认识，我们形成了寻真疗法的基本诊断辨证思路。首先，邪气沿太阳→少阳→阳明经的传递顺序，反映了外感邪气由表及里逐层深入的过程，一旦接近阳明经，就意味着邪气即将深入体内。其次，井－荥－输－经－合穴的敏化程度，是提示邪气在各阳经经脉中逐层深入的标注点。越靠近合穴，邪气越接近"里"。这一思路不仅能指导诊断，也贯穿治疗中的选穴和入针的层次和顺序等。与此同时，阴经的变化平行于阳经变化，但更多地反映了五脏的内在状态，即"体质"因素。大家会问，阴经里白天、晚上走的都是什么气呢？回答是营气。作为经络与脏腑之间的联通物质，营气能营养濡润脏腑，也最能反映相关阴脏的状态。因此，对阴经的诊查能够反映相关五脏的生理病理状态，阴经的问题多数是"营气病"。

　　最终结论如下：治疗阳经受病的问题，多求之于卫气；治疗阴经受病的问题，则多求之于营气。这也是我们在寻真疗法治疗中谈到的"卫气病""营气病"的理论基础。《灵枢·禁服》有云："凡刺之理……内刺五脏，外刺六腑，审察卫气，为百病母，调其虚实……"这里的"内"指的是五脏所联属的阴经，深刺为内；"外"指的是六腑所联属的阳经，浅刺为外。邪气从外而入，卫气首先受病，故有"审察卫气，为百病母"之说，意在强调，在百病初发之际，皆需要仔细观察卫气的状态，以此为依据进行治疗。审察的焦点，则在于六腑联属的太阳、少阳、阳明诸三阳经。至于"调其虚实"，则必求之于卫气与营气的盛衰状态，给予相应的补泻措施，以刺激机体恢复平衡。如何做到这些呢？那就是我们接下来将要深入探讨的诊疗体系里的内容。

　　承上所述，寻真疗法在诊断方面展现了它的独特之处。

　　首先，寻真思路重视邪气入侵机体时，卫气先感应、阳经先受病的机制，提出了卫气病（阳经病）和营气病（阴经病）的概念，从而奠定了"微针调气"的理论基础，即根据卫气与营气受病层次的不同，针对性地实施深浅进针与补泻等治疗策略。

　　其次，寻真疗法继承了《黄帝内经》与《伤寒论》中关于邪气传变规律的理解，对五输穴在疾病发展中提示的病程与深浅有了新的认识。因此，该疗法特别强调五输穴压痛分级在诊断中的重要意义。

　　再次，寻真疗法提出参照阴阳规律，为穴位划定左右阴阳属性。简单来说，左侧经络多反映阴性的病症，如血、寒、湿、痰等，而右侧经络多反映阳性病症，如气、阳、热等。这是我在长期的临床诊断和治疗中通过观察和总结得出的规律。以肺经尺泽穴压痛为例，如果左侧尺泽穴压痛更明显，往往提示这与肺的痰饮或阴虚病机相关；如果右侧尺泽穴压痛更明显，则提示这是肺热证的病机。有了这一判断法则，寻真疗法就能够轻松地辨别病情的气血阴阳、寒热虚实属性，并在穴位压痛分级的辅助下，对相关经络脏腑的病机轻重缓急形成量化的评测，从而让辨证论治更清晰、明了、精准。

2. 神气形同调、择穴应验筛选、针刺调气为主体的独特诊疗体系

寻真疗法在治疗方面独具匠心，展现出了青出于蓝的优势。

第一，神气形同调。《灵枢·九针十二原》云："小针之要，易陈而难入。粗守形，上守神……粗守关，上守机。"受《灵枢》的启发，寻真疗法将调神作为治疗的起点，以头部调神，以远端经络调气，并视情况增加局部调形或补益调质，从而达到神气形同调的目的，治疗效果迅速而显著。

第二，揣穴应验，穴位筛选。经过穴位敏化点的分级诊断，我们能够更精准地掌握主证病机，从而选取敏化度最高的相关经络穴位进行揉按刺激，在极短的时间内激发身体的连锁反应，即所谓的"蝴蝶效应"。揣穴应验性治疗的优势即在于其能帮助我们快速筛选出最贴合病机的穴位。根据寻真精细辨证的规律，我们确立了重要的诊断选穴原则：①不痛不针，即如果实证相关穴位敏化压痛度不高，则提示其与病机的相关度不高，故不选择其作为治疗用穴；②不虚不针，即如果虚证相关穴位经络虚空不明显，也提示相关脏腑的虚损状态不突出，因此不必作为治疗用穴；③不验不针，即如果相关敏化点经应验治疗后，对应的症状缓解不明显，则提示该穴位与病机的关联度不高，同样不适合作为治疗穴位；④敏化不应，对经平之，即病症对应明确的敏化压痛点，但治疗敏化点症状改善不显著，或者病症对应的经络敏化点压痛不显著，在这种情况下，我们需要在阴阳对经所对应的经络上寻找敏化点或原穴，进行平衡治疗。

第三，卫营气不同治，微针调气。根据"卫气病""营气病"的概念，针对阴阳经脉上穴位的卫气、营气之不同靶向，实施不同的进针层次与补泻手法。《难经·七十八难》云："当刺之时，必先以左手厌按所针荣俞之处，弹而努之，爪而下之，其气之来，如动脉之状，顺针而刺之。"受此启发，我形成了"揣经摸气"的手法，辅助完成"候气""探气""守气""调气"等各步程序，其目的是帮助明确病位与病性，确保针刺到位。

第四，针、灸、穴、药四维一体。各种治疗措施的选取均源于同一辨证诊断思路，随证施展，各取所需，灵活性大大提高。例如，在患者周身酸痛、头痛后颈僵痛等病症基础上，若诊断发现膀胱经左侧昆仑穴敏化度评分高达 9/10（即满分 10 分，昆仑穴敏化度评分为 9 分）。因为"痛则不通"，该穴位的敏化压痛度非常高，即提示该处的阻塞不通，而昆仑穴位于足太阳膀胱经上，根据这个即判定为膀胱经阻滞。左为阴，左侧压痛敏化高则进一步提示为阴性的寒邪阻滞。得到这个辨证结论以后，无论是选取昆仑穴进行浅泻法针刺，或是对该穴位予以温和艾灸，或顺时针揉按 150 次，甚至"跨界"给予桂枝加葛根汤，都是正确且速效的治法，都是基于同一寻真疗法思路得出的辨证结果。当治疗和随经用药结合在一起后，寻真疗法就不再是单纯的针灸疗法了，它已经演化成一个综合的辨治体系了。

总之，寻真疗法是与经络辨证、针灸循经取穴等源出一脉。它在继承传统针灸学说精髓的同时，汲取了《黄帝内经》以及伤寒、温病等经典的诊治思路，尤其是对疾病经络传变规律进行了深入挖掘。它更新了卫气病与营气病的概念，并将其赋予中医治疗不同层次的操作中，形成了一整套独特的诊断与治疗体系。更重要的是，寻真疗法通过诊断的敏化分级以及应验治疗的精准验证方法，令精准化辨证指导下的治疗效应得以大大提高。这也是对中医传统的现代化挖掘，从而令中医学这一重要瑰宝得以再放异彩。

病案

漂白水呼吸道损伤案

（本病案是寻真疗法初级班学员初学时分享的学习病例）

患者：女，30 岁。

初诊日期：2021 年 8 月。

主诉：4 天前不慎吸入过量漂白水，出现呼吸困难，欲咳，右胸痛彻背，右胸深处有种"心被黏着的感觉"，需要频繁深呼吸。

伴症：身热汗少、胃胀、痤疮、月经不规律数月。

脉象： 脉浮弦滑，左寸关浮大。

查经： 少商（右）10/10，合谷（右）10/10，内关（左）8/10。

诊断： 肺胃热证。

针灸治疗过程：

（1）顺时针揉按合谷穴后，症状未见改善；顺时针揉按少商穴后，呼吸轻微改善，故针少商。鉴于合谷穴压痛明显，亦予针刺。

（2）针刺后，患者自觉呼吸稍有好转，痛处转移（在深处，确切位置描述不清），但胸痛没有改善。

（3）加刺左内关穴，仍无改善。

（4）于右臂找到肌肉硬绷区域，按揉后，患者感到肺部及大腿前方亦发热。

（5）复查右鱼际穴，压痛9/10（之前似无敏化），针刺后，患者立感大腿一阵阵发热，持续数秒，胸痛渐有改善，痛感较平缓。

（6）因患者诉伴有胃胀，故查胃经，虽胃经未见明显敏化点，但发现左足第三趾外侧有压痛点，针刺后，患者开始嗳气，15分钟后拔针，嗳气和呃逆症状持续。不确定是正常的排气反应，还是胃气上逆的病理反应。若嗳气持续不止，恐对患者不便，遂尝试针足三里和陷谷，不久嗳气止。

结束治疗后，患者胸痛减轻50%，呼吸困难消失。2天后随访，诉呼吸已无困难；胸痛减轻70%～80%，右背仍有酸痛，心中黏着的感觉减轻90%，整体感觉良好，暂无特别不适。

◎ **讨论**

这是一个初学寻真课程的学员第一次用寻真思路诊治非典型临床病症的案例。首先值得肯定的是，该学员尝试在诊断过程中应用寻真的查经评分方法，并尝试对高敏化的经脉和患者主症的病机做了关联治疗。不足之处在于以下几点。

第一，对患者因吸入漂白水所受影响的中医病机认识不足，思考欠深欠广，因而在查经中未能充分诊查所有可能涉病的经脉。漂白水作为异物被"吸入"身体，应视为"外邪"之一，属于风邪范畴，那么影响卫气功能最直接的三阳经都需要诊查，包括太阳、少阳、阳明诸经。另外对于引起胸部不适和呼吸困难的涉病经脉，除前述的三阳经外，所有过咽喉及胸膈的各阴经，即肝、心、脾、肺、肾、心包经，也都需要诊查评分，才能获取范围更大、更全面的信息。通过加强这方面的认识和学习，将有助于提高诊疗的精准性和效果。

第二，寻真诊疗"五步法"重视诊查选经、查经评分，随后进行初步辨证分析，并据此进行应验治疗。然而，本病例缺失了关键的一步，即查经评分、初步病机分析后的穴位揉按应验。医师未遵循此步骤，匆匆上手针刺治疗，导致在针刺完成后，面对此起彼伏的各种症状，茫然无措，只能盲目地对敏化高的压痛点进行针刺，这无非是"哪儿疼扎哪儿"的翻版，再次掉进了以阿是穴、反应点、天应穴为治疗重点的传统针灸治疗思路的窠臼。应验治疗是寻真疗法的关键抓手，没有精准的应验步骤，对主症病机的真实解读就没有了依据，无法判断该症目前病发在阳经还是阴经，属寒还是属热，病机是虚还是实。即使治疗当时取得了良好的缓解效果，仍是仅仅触及了寻真疗法的皮毛，而不能在真正意义上称为寻真疗法的病案。遗憾的是，目前很多传统针灸中医的治疗都停留在类似的层次上，好了却不知道为什么能治好，治不好也不知道哪里出了问题，更别提如何规划下一步的治疗策略。这正是寻真疗法和传统中医治疗思路之间最大的不同。

第三，在寻真诊疗选穴原则中，除"不痛不针"这一针对痛点的处理原则外，还有其他重要的准则，可惜在病例的应对中未能得到贯彻。例如，当选取合谷穴及胃经某压痛点治疗，但未取得预期的效应时，应采取寻真"敏化不应，对经平之"的应对策略，然而，在该病例的治疗过程中，我们并未看到相应的跟进措施，这无疑是诊治过程中的缺憾。

第四，该学员对针刺治疗后身体所表现出的"次级病机凸显"认识不足，所以未能有效解读身体当下传递的重要诊断信息。在治疗后，患者身上出现了多个看似不相干的连锁症状，例如肺部发热、大腿前方发热、嗳气及数日后的后背酸痛等。寻真疗法重视治疗当时及后续的各种身体信息的反馈，称这些反应为"次级病机凸显"。对于这些新呈现出来的身体症状，我们应逐一分析发病部位所涉及的经脉，并梳理之前治疗未涉及的涉病经脉，借此寻找新的治疗方向。这些反馈是聪明的人体给治疗师传递的宝贵诊疗信息，不可不察，不可不明。

小 结

我们选取了一个初学寻真的学员案例，尽管并不完美，但足以展示寻真诊疗和传统中医针灸诊疗思路间的不同。寻真疗法非常重视病症发病的病机与发病部位涉病经脉间的关系，对病机的辨识尤为强调阳经卫气病和阴经营气病的平行对等关系。因此，在诊查病经的时候，紧密围绕发病机制和发病部位的经脉来选经诊查评分是重中之重。另外，寻真的精准辨证治疗是建立在查经分级评分和应验补泻治疗的基础上的，只有让辨证诊断有依据、有佐证，治疗才能立竿见影。

第二节　寻真疗法思路下的疾病传变观

一、寻真疗法的常用概念解析

本节内容紧承上一节，旨在通过详细讲解寻真疗法系统思维，深入剖析疾病的传变规律及其在经络路径上的体现，从而帮助大家依循这条规律，找到相对应的"最强的敏化点"，即最有效的治疗点，达到快速见效的目的。让我们先熟悉几个常用的特定名词。

1. 敏化点

敏化点是一个取自当代针灸学研究的新名词。中国中医科学院首席研究员、国家中医药管理局针灸学重点学科带头人朱兵教授在提出"敏化点"的概念时说："机体在病理过程中通过神经源性牵涉反应诱发体表对应部位产生感觉异变，反应部位就是'穴位'。这种感觉异变称为'敏化'现象，其在生物学上具有重要意义。穴位是动态的，其'开/合'状态和功能强弱会随着内脏功能的变化而改变；穴位是反映和调节内脏功能状态的特定部位，具有诊断及治疗内脏病变的双重作用。穴位从'沉寂'（生理状态）到'唤醒'（病理状态）的过程即为穴位敏化，主要表现为穴位位置、大小及其理化环境的动态变化，也是机体自稳态调控的触发点。"事实上，我们在谈论寻真疗法、借用朱兵教授提出的"敏化点"概念时，强调的是"敏化点"所具有的动态变化及引导诊疗方向的双重特征，但不强调穴位与神经源的关联性。

临床观察显示，敏化点的动态变化与治疗效应是客观存在的。但在传统经典理论看来，这些敏化点具有两个重要的表现形式：①敏化压痛点：在疾病传变过程中，病邪深入并导致邪气阻滞，邪气停留的位置会表现出明显的压痛。②敏化虚空点：因气血阴阳等物质在特定经络处供应不足而形成，触之有凹陷或虚空感。遵循古人"不通则痛""不荣则痛"的思路，我们寻找这些经脉上矛盾最集中的位点进行治疗，能够快速化解阻滞，或者激活该处的气血，让相关内脏的气血重新调配，并充盈至相关经络，达到治疗的目的。

同时，结合经络循行辨证诊断规律，我们能对该"敏化点"的激活状态进行虚实、寒热、痰湿、瘀气等辨证诊断解读，从而更准确地把握病情，确立后续治疗对策。

2. 反射点

类似于"敏化点"的概念，金观源教授等当代针灸研究者提出了反射点的概念，这些概念同时强调，经络上的压痛点是反映内脏与相关经络病变的特定位点，治疗这些特定位点能更快速地起到激活效应。这里面同时也掺入了西医学神经生物反射链的内容。而我们在讨论寻真疗法的"敏化点"概念时，除不介入过多的现代生物神经学等理论外，也不仅仅聚焦于经络的压痛点上，我们看到，经络的诸多压痛点存在敏化强弱程度的不同。因此，对于敏化压痛点，寻真规范自带评分规则，依此评估邪气入侵机体经络系统的深入程度的差异。以受查者（即患者）对压痛度的主观评分来分级，分为0～10分，0分为无痛，10分为最痛，这样就令判断病机的轻重缓急与评价疗效都有据可依了。另外，经络上的虚空凹陷类"敏化点"不一定有压痛。这是其他学说如反射点等所未涉及的。还有一点需要指出的，反射点中还有一类与筋膜相关的结节和条索等经络反应，在寻真经络理论中，这些属于经筋系统的皮下变化，虽然也具有一定的诊断意义，但相较于经脉上的"敏化点"，其病位层次尚浅，故而对于以经脉上的穴位为治疗对象的针灸治疗和诊断意义不大，所以我们不会刻意强调这些位点。

3. 虚空点

虚空点即敏化虚空点，是寻真疗法中"敏化点"概念的重要组成部分，是两种特定经络敏化表现之一。其核心意义在于反映相关经络中气血充盈度下降的状态，是诊断"虚证"的特征性经络变化。在诊断中，检测者（医生）通过手下的触感评估虚空的直径宽度与松软度，并据此将其分为三个等级：+（轻度虚空），++（中度虚空），以及+++（重度虚空）。"+"号数量越多，表示虚空度越高。敏化虚空点既可以与敏化压痛并见，也可以单独出现而不伴压痛。

4. 卫气病

顾名思义，这个名词直观指向与卫气运行及功能相关的一类病症，主要发生在卫气分布的部位。通过回顾《黄帝内经》中关于卫气性质、功能与分布的论述，我们可以就卫气的分布特点得出如下结论：①卫气主要分布在经脉外层以及相关外围系统，如皮部、经筋（营行脉中，卫行脉外）；②白天，卫气行于阳经的经脉浅层，依足太阳→手太阳→足少阳→手少阳→足阳明→手阳明→足太阳的顺序周游 25 周；晚上，卫气进入五脏，依肾→心→肺→肝→脾→肾五脏的顺序周游 25 周；③卫气还有游走散行的特性，能达四末（四肢百骸末端）、皮肤分肉间，乃至肓膜（皮肉筋膜腔隙间）。综上所述，卫气主要分布与行使功能的部位包括皮肤、筋膜、肌肉、筋腱、四肢末端与内脏筋膜和黏膜等，当这些部位出现病症时，我们都可以将其归属于"卫气病"的范畴。需要额外指出的是，大部分卫气（尤其在白天）是在六腑阳经经脉的外层和浅层（即经筋和皮部层）运行的，当外邪入侵机体时，处于身体背面和外侧面的手足三阳经首先被侵袭，故而有"阳经卫气病"之说。这也进一步提示，阳经受病先于阴经受病，具体来说，阳经中外层和浅层分布的卫气，往往是首先被邪气裹挟而发生矛盾反应的环节，邪正相交时，就会在阳经循行路线所经过的身体部位产生各种主诉症状。需要注意的是，卫表邪气交争的表现形式各异，并不一定表现为外感表证。

这些情况都提示我们，首先应该从卫气病的角度考虑如何治疗。如果假设成立，该阳经上相应正邪交争最剧烈的穴位会表现出敏化压痛点。正邪交争越厉害，敏化就越厉害，这就是我们诊断卫气病与定位其所属阳经病的基本出发点。这一点是寻真疗法的一大特色，即以经络敏化点而非临床表现为主要诊断依据。在治疗方面，鉴于卫气浅表分布及其与邪气裹挟而行的特点，宜以浅刺泻法为主。

为了便于理解，这里举个例子。某患者因花粉症导致眼痒数月不解，一日数次使用相关滴眼液以舒缓眼部不适，但眼痒不能解除。该患者既没有同时伴头痛、身痛、鼻塞、流涕、怕冷、咳嗽等外感兼症，也并未出现口苦咽干、寒热往来的典型少阳证表现。但经过经络诊查后发现，患者的膀胱经申脉穴和胃经陷谷穴有明显的敏化压痛点，评分 9/10。从这个病例分析，主要发病部位集中于眼周，这一区域被多条经络所包围，在诊断过程中，我们不仅要考虑眼周经络的分布，还要考虑肝开窍于目的阴经五行联属。在查看与眼相关的各经络时，我们发现阳经经络的失常占主导，故可将其归属于卫气循行经络上的病症范畴，因而寻真疗法的辨证结论就是风邪阻于太阳阳明经的卫气病。

根据这一诊断，先采用顺时针泻法，揉按两处敏化点共计30次以后，眼痒即解除，然后给予浅刺留针以增强治疗效应。患者的基本病情经过一次治疗就大大缓解了。但如果这个患者的肝经敏化点表现最明显，我们的诊断就不会只落在卫气病这个点上，考虑到阴经深在内里、内向分布的特点及其与五脏的密切关系，我们会考虑这是否涉及营气病的发病环节。所以，在这种情况下，我们会采用营气病的思路，从肝系统失常上入手。针灸治疗时，会相应地在肝经的敏化点上进行深刺处理。

5. 营气病

营气病是指负责滋养五脏六腑的营气在循行和濡养五脏六腑的功能上出了问题，因而出现了相关的病症。《素问·痹论》说："荣者，水谷之精气也，和调于五脏，洒陈于六腑，乃能入于脉也，故循脉上下，贯五脏络六腑也。"在学习《黄帝内经》中关于营气循行与功能的内容后，我们可以得出以下结论：营气行于各经脉深部，并直接连通五脏六腑，营血相通，是濡养五脏六腑的物质基础。经脉中营气的强弱，多数时候可以反映出五脏六腑的功能强弱。营气的阻滞也会直接影响五脏六腑的功能。当营气不足时，相关经络上会显示虚空，触感上脉道的穴位虚空或脉道塌陷过宽（敏化虚空点）；当营气阻滞时，相关穴位则会显示为压痛（敏化压痛点）。对于脏腑虚损的诊断，我们根据"五脏藏精气而不泄，六腑传化物而不藏"的特点，结合临床观察，发现营气病的虚损多发生在手足三阴经上。所以有"阴经营气病"一说。当然，手足阳经的经脉深层也有机会发生营气的阻滞或虚损，只是相对于卫气病，这些营气病的发病部位更深，病史更久，发病时往往伴有相关脏腑的功能病症，且往往与阴经病的虚损并见，表现多属虚实夹杂。在针刺治疗上，营气病宜采用中深刺。

如何有效鉴别卫气病和营气病呢？我们会在后续章节做进一步讲解。

6. 阳经病

阳经病，顾名思义，是指发生于阳经上的病症。从上述论述中，大家可以看到，阳经病和卫气病关系密切。根据疾病传变的规律，当外邪入侵人体时，首先侵犯阳经中的浅层物质，即"卫气"。可以说，阳经病中的大多数病症都涉及"卫气病"，而部分慢性病和虚弱证，更是会进一步影响到深层的营气，形成卫营气同病。

7. 阴经病

同理，阴经病即发生于阴经上的病症。阴经与营气病的关系尤为密切。阴经直接联属于五脏，一旦五脏发生病变，就会导致营气病。外邪入侵时，阴经病也可能导致卫气受损，这多数是因营气不足使得邪气快速入陷，导致卫、营气同病。多数情况下，对应的阳经卫气病与阴经营气病合并出现。风寒湿邪入侵时，如果同时存在脾气虚弱的病底，由于阴阳经的直接传导以及功能上的密切关联，经络上就会展现出胃经的风寒湿裹挟的卫气病征（如陷谷、内庭一带的敏化压痛点），并伴有寒湿气入侵脾经的营气病征（如太白敏化虚空点及阴陵泉的泡肿敏化压痛点）。阴经病多数是疾病发展慢性化、虚证化的结果，因而是判断病体的体质、脏腑状态及预后的重要指征。

8. 应验治疗

应验治疗是寻真疗法里最具特色的环节。对于能够当场量化评估疗效的主症，我们会选取病机关联可能性及/或敏化度高的穴位给予不同方向的实验性揉按，以检验该穴位对主症的疗效，这就是应验治疗。一般来说，每条经首选敏化评分最高的那个敏化点进行揉按。

对于辨证为实证的敏化点（表现为穴位局部紧张或泡肿不虚空，刺痛，拒按），给予30～50次顺时针揉按；而对于虚证的敏化点（表现为穴位局部虚空松软，酸痛，喜按），则给予30～50次逆时针揉按。然后，让患者反馈该揉按治疗是否对缓解主症有作用。在条件允许的情况下，每次应验揉按治疗前后分别对该主症进行数字化评分（1～10分），这将更有助于量化评价穴位对缓解主症的贡献度。

应验治疗不仅旨在治疗，更是有力的诊断工具，它能帮助我们迅速确定和主症相关的有效治疗经络与穴位，同时筛除敏化度高但对缓解主症帮助不大的经络。此外，通过辨识不同方向的补泻手法，寻真帮助我们迅速判断相关经络的虚实状态,从而准确指导下一步正式治疗时的补泻和用药方向等。

应验治疗对虚实夹杂的复杂病例尤具指导意义。例如,一个感冒、反复鼻塞、流清涕的孩子来就诊,我们经检查发现,该患儿大肠经合谷穴刺痛但虚空喜按,尺泽穴虚空并刺痛。在应验治疗中,对患儿合谷穴进行顺时针揉按,鼻塞无改善;逆时针揉按,鼻塞好转。再给予尺泽穴逆时针揉按,症状进一步好转。根据这一应验治疗过程,我们可以迅速判断,虽然急症孩子一般都是偏实性病证,但该患儿显然更偏虚性。因此,正式治疗时,我们予以补尺泽和合谷。用药方面,也在补气阴的基础上,给予疏通阳明大肠经的方子,例如桂枝加葛根汤合生脉饮等。

二、《黄帝内经》中的疾病观与传变发展规律

1. 百病始生,三部发病,阴阳因病各有不同

《灵枢·百病始生》载:"黄帝问于岐伯曰:夫百病之始生也,皆生于风雨寒暑,清湿喜怒,喜怒不节则伤脏,风雨则伤上,清湿则伤下。三部之气所伤异类,愿闻其会。岐伯曰:三部之气各不同,或起于阴,或起于阳,请言其方。喜怒不节则伤脏,脏伤则病起于阴也;清湿袭虚,则病起于下;风雨袭虚,则病起于上,是谓三部。至于其淫泆,不可胜数……气有定舍,因处为名,上下中外,分为三员。"

这段文字指出,百病发生的起点有三个不同的病位。因病因性质各异,可影响身体的不同部位,从而产生不同的结果和病程。这"三部"即因情志与生活起居不节而内伤脏腑之"阴";因清寒湿冷侵入而伤之"下";因风雨寒暑(热)外袭而伤之"上"。从这三部发病的因由又衍生出各种变症。由此可进一步延伸:由内伤情志与生活起居不节而发病,会直接影响脏腑,作用于"内",属阴经病;因风寒暑湿燥火等六气而发病,则直接影响体表,作用于"外",属阳经病。其中,因六气的性质不同,会侵袭人体的不同部位,分为"上"与"下"的不同定位,最后形成"气

有定舍，因处为名，上下中外，分为三员"的局面。具体到经络，我们会发现，手足阳经与不同的六气（六淫之气）有不同的亲和性。这一点在《黄帝内经》的其他篇章里有更进一步的论述。

2. 六气（六淫之气）与六经同气相求，表里经互通

六气即风、热、湿、火、燥、寒这六种自然环境中的气候特征。《素问·天元纪大论》载："厥阴之上，风气主之；少阴之上，热气主之；太阴之上，湿气主之；少阳之上，相火主之；阳明之上，燥气主之；太阳之上，寒气主之。所谓本也，是谓六元。"这段文字指出，人体六经会因应六气的感应作用而发生变化。当六气太强，超出人体正常承受能力的时候，就变成了"六淫"。六淫邪气和六气具有同样的属性，作用于人体六经，可导致相应的六经系统发病。六经系统受病，既包括六经经络气化方面的改变，也包括相应脏腑功能方面的改变。《伤寒论》里关于各经"经病"和"腑病"的论述就源于此。

另外，《黄帝内经》中确立的六气（六淫）与六经的属性，由于经脉之间的表里关联，表里经在受邪致病时呈现出表里易感联通的特点。具体而言，少阳胆经不但具有相火的易感特点，还易受厥阴肝经的影响，从而易感风邪，并表现出风邪的特点，例如寒热往来、时发时止等。阳明大肠经受金性，故有受邪化燥的特点，而阳明胃经则易感太阴湿气的侵扰。太阳膀胱经虽属水易受寒邪，但也会受少阴热性影响而导致阴虚化热，而少阴经也会因太阳寒水的影响而寒化伤阳。像这种具有表里关系的经脉、脏腑病证的相互联系与影响，在其他六经病证之中广泛存在，这种互相影响的关系，也为寻真疗法"敏化不应，对经平之"这一治疗原则提供了有力的理论基础。

3. 卫营气同病：病有先后浅深，治有不同

卫气与营气的循行分布层次有所不同，因而受病部位也有深浅差异，这在前一章中已经有所论述，此处不再赘述。关于疾病入侵后依卫气层至营气层传变的详细顺序，我们还需要补充阐述。

《灵枢·卫气行》载："故卫气之行，一日一夜五十周于身，昼日行于阳二十五周,夜行于阴二十五周,周于五脏。是故平旦阴尽,阳气出于目,目张则气上行于头,循项下足太阳,循背下至小趾之端。其散者,别于目锐眦,下手太阳,下至手小指之端外侧。其散者,别于目锐眦,下足少阳,注小趾次趾之间。以上循手少阳之分侧,下至小指之间。别者以上至耳前,合于颔脉,注足阳明以下行,至跗上,入五趾之间。其散者,从耳下下手阳明,入大指之间,入掌中。其至于足也,入足心,出内踝,下行阴分,复合于目,故为一周……阳尽于阴,阴受气矣。其始入于阴,常从足少阴注于肾,肾注于心,心注于肺,肺注于肝,肝注于脾,脾复注于肾为一周。是故夜行一舍,人气行于阴脏一周与十分脏之八,亦如阳行之二十五周,而复合于目。"

这段话提示了邪气入里的传变规律,引导我们得出寻真疗法的部分关键诊疗思路。

(1)邪气入侵,卫气先受病。《黄帝内经》提到的卫气在三阳经中的走行顺序,实际上暗合了邪气在三阳经依照太阳→少阳→阳明的正传顺序传变的规律(但因为受邪的性质不同也会有直中,后面讲到《灵枢·热病》时有进一步论述,它直接影响了后世伤寒温病学派的疾病传变观),阳经的受邪会在阳经上反映出来,即为敏化压痛点。

(2)三阳经受邪后逐经传变,终结于阳明胃及大肠经,并由此深入内脏,首先引发胃肠腑病,进而侵入五脏阴经系统。

(3)五脏受病会在三阴经上有所反映,阴经病虽涉及卫气,但更多表现为营气病。其传变规律暗合脏腑五行的相克序列,即肾→心→肺→肝→脾→肾的循环。这一序列可以解读为五脏内伤病的疾病发展顺序,经络上则表现为阴经上的敏化压痛点/虚空点。

(4)相对应的阴阳表里经之间会有相互直通的影响。卫营气同病,阳经病会累及阴经病,而阴经病的虚弱会影响阳经病的敏感性。此外,因为不同六淫邪气的性质与经络易感性的差异,邪气入侵并不一定采取太阳经先起病的正传顺序,也可能直接从阳明或者少阳入侵。在这种情况下,在阴阳表里经卫营气病的相互作用下会因此表现出各种不同的临床表现,这正是临床多样性的所在。

《素问·热论》也特别提到了一种以发热为特征的病症（伤寒）的传变规律。这种"伤寒"病应该是以"寒"为主要致病邪气的。"黄帝问曰：今夫热病者，皆伤寒之类也，或愈或死，其死皆以六七日之间，其愈皆以十日以上者，何也？不知其解，愿闻其故。岐伯对曰：巨阳者，诸阳之属也。其脉连于风府，故为诸阳主气也。人之伤于寒也，则为病热，热虽甚不死，其两感于寒而病者，必不免于死……伤寒一日，巨阳受之，故头项痛，腰脊强……二日阳明受之……三日少阳受之……三阳经络皆受其病，而未入于脏者，故可汗而已。四日太阴受之……五日少阴受之……六日厥阴受之……三阴三阳，五脏六腑皆受病，荣卫不行，五脏不通，则死矣。其不两感于寒者，七日巨阳病衰，头痛少愈；八日阳明病衰，身热少愈；九日少阳病衰，耳聋微闻；十日太阴病衰，腹减如故，则思饮食；十一日少阴病衰，渴止不满，舌干已而嚏；十二日厥阴病衰，囊纵，少腹微下，大气皆去，病日已矣。"

这段内容提示了寒邪传变的普遍规律，虽然对于传变时间和顺序后人仍存在一些争议，但它提供了一些很有价值的思路。

（1）寒邪作为外邪，首先干预阳经，尤其是与属水性的太阳膀胱经同气相求。足太阳首先受病。再进一步思考，如果是风热邪气入侵，那么首先受病的可能就是属火的手太阳小肠经，并可因热邪化燥而快速进入属金性的手阳明大肠经，再进而深入太阴肺、厥阴心包、少阴心肾。这不就是温病学派中卫气营血辨证的理论起点吗？

（2）太阳经为阳气之"巨"，故阳气充沛，受病时以发热为主症。其后的阳经传变，可走阳明，可走少阳。太阳、阳明、少阳这三条经络在体内的循行分布，直接决定了三阳阶段发病时的症状特征。

（3）当三阳经传遍后，如无三阴经虚衰，且病邪"未入于脏"，则病情可自愈。如有三阴经虚损，病邪传遍三阳经后，即可进入三阴经，导致"两感于寒"。三阴经的经络循行分布，直接决定了三阴阶段发病时的症状特征。病邪传入三阴经、病及三阴脏时，遵循太阴、少阴、厥阴的路径逐渐深入。病气截止向愈的日程，会视各三阴三阳经的经气强弱而决定。

（4）在治疗上，当病在三阳经时、以卫气病为主时，尚可开腠理发汗祛邪而止。当病在三阴经、邪入内脏时，则不可发汗，需要泄邪排毒。

可以看到，这篇《黄帝内经》原文通过阐述寒邪入侵人体的传变规律，指明了疾病发展路线，为后世的伤寒、温病各家提供了思考的框架。需要指出的是，最具代表性的伤寒六经辨证与温病卫气营血辨证，都是脱胎于《黄帝内经》中营卫传变以及六经经脉分布规律发展而来的，都可以统一在寻真经络辨证的思路之中。然而，在临床上，伤寒和温病根据各自不同的病理特点，采用的辨证与治疗方法迥异。如果用伤寒的六经辨证辨温病，用药过温就会伤阴化燥，不利于病情，且反为祸端；反之，用温病的卫气营血或者三焦辨证辨风寒类病症，又容易因用药过寒而伤阳。

临床病症往往寒热虚实错杂，似是而非，难以明确界定，精准辨证实非易事。自古以来，各家流派遵从的辨证治疗思想存在差异，形成了经方派与时方派的分歧。可以说，在临床辨证的过程中，第一要务就是要先辨清楚寒热。话虽说得轻松，但真要落到实践上，临床大夫是不可能仅仅依靠经验来辨证的，面对病症的复杂性，我们遇到实际问题时往往会摸不着头脑。这也是经方派与时方派至今仍争论不休的根源。

寻真疗法运用左右属性来更客观地帮助判断病症的寒热性质，并结合穴位敏化分级来分析经络与病机关联度的大小，从而令病症的寒热性质、病在何经何脏腑一目了然。对于偏热性的病症，可以采用温病辨治思路；反之，寒性病症则用伤寒思路。这样，二者之间的所谓矛盾就不再是问题了。

病案

疲乏 + 性快感缺乏症

患者： 青年女性，23 岁。

初诊时间： 2024 年 2 月 15 日。

主诉： 疲乏、性高潮快感缺乏 1 年余。

问诊： 患者约 1 年前与未婚夫小别重逢，房事稍频，随后下腹就经常有不适感，并逐渐发展为夫妻生活时快感缺失。近期以来，身体疲乏感加剧，并伴有肌肉酸痛。左上唇干燥起皮。大便成形但排便不够顺畅。经西医检查，患者有多囊卵巢症，但下阴与盆腔未发现明显的慢性炎症。

舌诊： 舌下色嫩红，舌下络短而不显，舌面色淡红整体稍暗，舌体呈饭勺状并有凹凸不平，中线凹塌，左侧舌体窄于右侧，肝区呈弓背状，胆区凹塌，舌苔薄白腻，根部稍厚。舌根草莓点。

脉诊： 右侧浮取弦滑，中取关上、关、尺弦滑；左侧浮取弦细，中取寸上细弦，关滑弦，尺弱。

寻真查经评分： 经过三诊的病史资料收集，考虑该患者的疲乏与肌肉酸痛或可由外感未清所致（即使没有明显的感冒或者下阴盆腔的炎症）。另外，患者下阴不适与性生活快感缺乏也许与经过下阴的少阳、阳明、太阴、厥阴和少阴诸经的失调有关。故决定对三阳经、脾、肝、心、心包、肾经给予诊查。诊查结果显示（敏化高于 7/10 者）如下。

三阳经：膀胱经左侧昆仑 8/10，胆经左侧足临泣 9/10，大肠经左侧曲池 9/10。

三阴经：肾经右侧照海 10/10，阴谷泡肿；肝经左侧太冲 7/10，左侧曲泉虚空（＋）并泡肿；心经左右两侧少海 8/10；心包经右侧曲泽 9/10。

二级病机：阴陵泉（－）；血海（－）。

◎ **讨论**

初步分析查经评分可见，患者有较突出的少阳阳明与太阳风寒湿入侵，同时结合舌诊的白腻苔及浮取脉的滑弦、弦细，可断定患者目前的胆胃二经明显被寒湿之邪所困。对阴经的舌脉和查经评分可解读如下：患者阴虚内热较重，肝血虚且肝气郁，并有寒湿瘀堵在肝肾循行路线的盆腔处（阴谷及曲泉穴均出现泡肿）。

综合患者发病部位的涉病经络状态来看，这是一个阴经病（阴血虚并气郁）+ 阳经病（寒湿阻于少阳阳明）+ 二级病机（湿阻）的复合症情。值得一提的是，该病例中各阳经 – 阴经的病机对应关系，非常符合《黄帝内经》里描述的胃 – 脾（湿）、胆 – 肝（血 / 郁）、膀胱（寒）– 肾（阴虚）的联动关系。

患者远程来诊，期望服用中药治疗，故决定针对目前的经络查经评分状态，给予清疏少阳阳明、化湿为主，辅以养阴清热疏肝的治疗思路。处方如下：

小柴胡汤 + 葛根汤 + 麻杏苍苡汤 + 五苓散加减化裁。

柴胡 8g	黄芩 6g	法半夏 7g	党参 6g
葛根 8g	桂枝 6g	白芍 6g	麻黄 4g
杏仁 4g	苏叶 7g	苍术 5g	薏苡仁 7g
茯苓 5g	泽泻 5g	枳壳 6g	橘红 5g
桔梗 5g	藿香 6g	旱莲草 8g	

治疗结果：患者服药 10 天，疲劳和肌肉酸痛即消失，下腹部不适缓解，夫妻生活的快感逐渐恢复。同时，左上唇脱皮现象也明显好转。

─────────── **小 结** ───────────

本病例通过看似不相关的疲劳和快感缺失症，展示了寻真疗法如何分析判断病症病机的关联性。

从三诊选经中，我们抓住疲乏与肌肉酸痛这一可能的共同特征，即阳经病"隐性起病"的特性，去入手诊查阳经的状况。另外，从下腹不适与性生活快感缺乏中，提炼出经络分布的共通点，从而列出循行于下腹的查经目标列表。在这些查经评分中，我们找到高敏的，也就是最有可能代表此刻主症病机的经 – 穴。最后，根据这些穴位所表达出的寒热虚实属性信息，针对性地开方下药。

在以阳经病为主导的很多病症中，如果查经评分情况单纯、不复杂，寻真应验治疗有时并非必要步骤，但仍能取得令人惊艳的疗效。本处方的治疗对象是以阳经病寒湿为标的，甚至益气养血的补法成分都很少。这或许会让有些中医大夫难以接受，因为大家看到疲劳和性欲低下，会习惯性地按过往经验判断为肾虚。但这种以经络诊查的信息为依据，而非以经验为依据的诊疗模式，正是寻真疗法诊治各科疑难病症的经典模式，也是寻真疗法临证思路的宝贵之处。

三、寻真疗法特色的三维病机

寻真疗法的诊疗系统包括辨证诊断与治疗两部分内容。其中，辨证诊断部分涉及的疾病传变观，既沿袭了《黄帝内经》中的相关论述，又结合现代人的理解习惯，总结成由阳经病－阴经病－二级病机三个维度组成的疾病认识观。

1. 阳经病——阳经是身体防卫系统的头道关卡

阳经病代表的是病位处于三阳经的机体状态。阳经病可表现为三阳经经络分布所涉及的身体部位或器官脏腑的临床病征，或者是经络反应上表现出突出的敏化压痛点。目前，有些医家主要依靠病症表现来辨证，对于经络循行与"经病""腑病"等概念的联系往往缺乏深入理解。内科医生不熟经络，无从建立这些关联，而针灸师往往过度关注局部经穴与病症的某些关联，忽视了整体经络对机体病症的影响，以及不同经络间的相互作用和在发病中的主次关系，因此无法精准把握治疗的节点。

以前额痛为例，不少中医大夫会根据经验以阳明头痛论治，针灸大夫也多会以阳明经为治疗重点，或局部或远端，给予下针治疗。那么，到了寻真的治疗系统里，我们是怎么辨治它呢？首先，按寻真疗法的思路，前额痛绝不能简单断定为病在阳明。前额走行的经络包括前额近正中线眉心的太阳膀胱经、鱼腰以上的少阳胆经、眉尾的少阳三焦经，以及左右横跨前额分布的阳明大肠和胃经。我们不但需要更精细化地问清楚疼痛部位以缩小诊断范围，还会运用相关经络远端敏化点评分，来判断该经络病机参与度情况。最后，如果患者当下有头痛症状，还可以用应验治疗的方法当即应验，来验证治疗选经是否正确，做到"精、准、效、验"。阳经病实际是大多数疾病发病的初始状态，阳经病不解决，很多疾病的痊愈都会卡在一个瓶颈上。在现代中医实践中，《黄帝内经》时代提到的"风为百病之长"的观点已经很久不为人重视了。然而，从寻真疗法的观察视角，不难发现，很多内科疾病乃至精神神经疾病，都有风邪为主的外感邪气阻滞于阳经，干扰机体功能，进而诱发疾病的因素存在，也就是说它们都处在"阳经病"的状态。如果我们未能意识到这一发病状态，治疗时往往就难以取得突破，或者取效甚微。

现举一真实病例。一个 68 岁的老年女性以"疑似抑郁症，惊恐发作"来诊。她在无明显诱因的情况下发病，逐渐出现心慌、恐惧、不自主焦虑、坐立不安、不停走动等症状。在家中待不住，外出与人聊天时稍感舒缓，每到黄昏有凄凉感。并伴有睡眠不安、噩梦纷纭，目前靠服用阿普唑仑辅助睡眠。在这个病例中，有几个特征性的症状未必会被普通医生注意到：①发病无明显诱因，也就是没有典型的情绪刺激史，这与情绪精神疾病中常见的精神刺激发病特征不符，而这恰恰是风邪"虚邪贼风"致病不易被人察觉的特点之一；②发病具有定时发作的特征，即每到黄昏自觉凄凉，这种定时发作的情况，与少阳证中"寒热往来""时发时止"的特征相似。

基于这两点可推测，该病例很可能存在外感邪气影响阳经的情况，尤其不能排除少阳经受扰的因素。因而，我们给患者检查了全部的手足三阳经，以及可能影响情志病的肝、心、心包、肾及肺等经穴位。最后的结果显示，患者左侧的胆经侠溪穴及左侧的肝经曲泉穴均为高敏化点，评分达到 10/10 分。

据此可判断，该患者的病情是因肝阴虚热并有外感风寒之邪阻扰少阳经的病机。最终的治疗方案：在每日晨起及近黄昏情绪变化发作时段前半小时，给予按摩揉泻（顺时针方向）侠溪、揉补（逆时针方向）曲泉两穴各 200 下。患者依嘱按摩，自我调理两日后，每次发作时难受的感觉持续时间缩短，第三日后症状消失，不再感到难受。短短三日间，患者判若两人。对这个类似精神神志病的案例，很多普通大夫不大会从阳经外感病的思路来诊治，而有了寻真疗法探查阳经病的切入点，病发在阳经还是阴经就一目了然了，说寻真疗法"疗效如神"并非夸大其词。

对于阳经病的治疗，首先要在各阳经中依次选出敏化度最高的穴位。一般情况下，敏化评分超过7分的穴位会被纳入与主症病机可能相关的待筛选名单。然后结合该经络循行区域分布，综合考虑该经络联属腑脏功能与主症病机的密切度，进一步筛选出最可能的相关阳经。如果主症在诊查时可以通过应验治疗进行量化评估，就能实现精准化筛选相关阳经，为进一步正式治疗提供依据。在针灸治疗中，要谨守"病在阳经则为卫气病，病位表，病势浅，多数浅刺"的原则。另外，在辨证诊断清楚的前提下，依此或下针，或给予相应的揉按、艾灸、刮痧，甚至相关归经的中药处方等，都是一脉相承、顺理成章的。因为治疗思路同出一源，疗效更有保障。

2. 阴经病——内脏体质是发病转归与痊愈进度的决定因素

阴经病代表的是病位处于三阴经的机体状态。寻真疗法特别关注在相应经络上出现的高度敏化点。诊断着眼于经络的"敏化度"，所以辨证焦点也集中在相应的阳经和阴经上，而非它们所联属的脏腑。尤其是在未具体了解患者病症，以及对敏化点寒热虚实进行辨证分析之前，对该敏化的经脉冠以某经病，而非某脏腑病。旨在强调其经脉病变与脏腑病变之间有联系但不等同的关系。

这一点对于阳经相关疾病尤为突出。阳经上的敏化点多数反映的是外邪入侵后与卫气裹挟缠斗，进而阻滞在经脉循行上的节点。利用这个原理，我们能够判断相关邪气在阳经中的传变程度。例如，同一条阳明大肠经上，有的患者敏化点集中在合谷，有的则集中在曲池。据此，我们可以推断，敏化在合谷的患者邪气入侵尚浅，治疗难度较小；而敏化在曲池的另一位患者，邪气侵入的层次更深，更靠近腑脏大肠，因此大肠功能失调的概率更大，治疗难度也相应增大。这就决定了二者在针灸治疗的进针深度或用药等方面都会有相应的不同。

而对阴经病来说，这些敏化点的出现首先反映的病机也仍是该阴经经脉循行路线上的"经病"，但同时也反映了本经关联的"脏病"。例如，肝经行间穴敏化，有的患者会表现出眼红充血（肝经连属），而另外一些患者则可能表现为肝区疼痛、失眠入睡难或者血压升高（与肝脏功能及肝的气化功能相关）。这是因为阴经病更多地涉及营气病，与五脏的气血阴阳状态有着直接关联，所以，在阴经病的寻真辨证解读中，多数情况下可以和相关阴脏的脏腑辨证对齐。

在阴经病的诊查中，我们集中查按手足六条三阴经的五输穴。其中合穴、荥穴、输穴以及原穴是重中之重。

合穴反映该阴经的阴血是否充足（虚），或是湿饮、血瘀（实）。

荥穴反映是否有火热之邪（实），或者阳气不足（虚）。

原穴反映的是该经的虚损（虚），或是气机瘀滞的状态（实）。

输穴在阴经一般和原穴重合，在大多数经络上反映的是气机瘀滞最容易形成拥堵的位点。

我们在前面已经谈到阴阳经之间是相互勾连、密切影响的，尤其是阴经中营气的充盈度，会直接影响对应阳经的防御功能，以及邪气入侵阳经后的传变走向。三阴经中虚损最突出的相关阴阳经及脏腑也是邪气最容易入侵、停留，并进一步造成破坏，触发后续二级病机的关键所在。可以说，阴经病所反映的当下病机，不仅是对患者全身气血阴阳体质的总体解读，更是决定病症发生、发展及痊愈方向的关键。

不过，尽管阴阳经彼此影响、互相关联，但毕竟仍是两个相对独立的发病层次，不能因为阴阳经之间存在密切的互相影响，就自动认定在诊断上可以将阳经病、阴经病混为一谈，或在治疗上随意将阴阳表里经互通互用。这种想法在很多传统针灸师眼中很正常，但实际上流毒不浅。这种思路实则是不明白阳经、阴经病位不同以及发病层次有深浅的道理，进而衍化出来的错误认知。治疗病位不对，层次有误，实际效果会南辕北辙。

阳经病主要涉及卫气，病位较浅。下针时只需要进到穴位的天层，即

52

可以引动卫气祛邪外出。然而，如果这时候不去泻阳经的邪气而去治对应的阴经，入针层次深入到人部或地部，往往会在不明补泻的情况下使用重手法泻邪，反而导致引邪深入，不但治不好病，反而会使病情恶化，得不偿失。

3. 二级病机

二级病机指在阳经病和阴经病的发展过程中，由于机体功能受到影响，病理产物堆积而形成的气郁、痰湿、瘀血等病理状态。二级病机与初级病机（即阳经病、阴经病）并不是相互分离、独立存在的，而是由初级病机的发生而发展形成的。但是，因为这些病理产物在病症表现上各具特征，在经络上也有各自特定的诊断和治疗用穴，从而得以作为独立的病理状态进行辨识和治疗。

与"气郁"相关的诊断用穴主要集中在肝经的太冲附近，相关受病经脉的输穴也是探查该经气郁的位点。

与"湿""饮"相关的诊断用穴是阴陵泉及各经的合穴。

与"痰"相关的诊断用穴是丰隆。

与"血"相关的诊断用穴是血海（偶尔也可用膈俞）。

二级病机的形成无疑会影响机体修复的进程和质量，但在每次治疗中，是否一定要用到敏化度升高的二级病机穴位呢？答案是不一定。我们一般以应验治疗中能否缓解主症作为取舍的标准。

例如，左部落枕的患者前来求诊，在应验治疗环节处理了相关的手足三阳经和三阴经后，该患者的颈部活动改善度已达到了80%，此时查验二级病机特定穴，如阴陵泉、丰隆、血海穴，发现都有不同程度的敏化。但结果仅有揉泻（顺时针）阴陵泉穴能把活动度再提高到90%，而处理丰隆、血海穴后并无进一步好转。那么，阴陵泉就是除了已起效的三阳三阴经外，我们会附加选用的二级病机用穴。

需要指出的是，多数二级病机涉及的都是实证，因此阴陵泉、丰隆多数时候以泻法为主，但遇到部分脾气极虚的患者，此二穴表现出非常虚空的情况，也可能会用到补法（一般会去补右侧的阴陵泉、丰隆），但这是常法中的变法，一般是通过应验治疗明确相关效应的前提下才会用到此变法。至于血海穴，若触感虚空则提示血虚，应予以补法；若触感紧实刺痛则提示瘀血，此时应予以泻法。

总而言之，寻真疗法的诊断和治疗规范是在阳经病 – 阴经病 – 二级病机这三级结构的指引下，实现对疾病的全视角认识，并因应给予治疗。只有在对这三个层次的病理状态进行充分且完整的解读后进行诊断和治疗，尤其是对复杂变化多端的临床疑难症，才能取得迅速而确切的疗效。

病 案

难治性高血压案

患者：老年退休女性，76 岁。

初诊时间：2023 年 1 月 15 日。

主诉：高血压病史 30 余年，加重 2 周余。

病史：患者的血压平时靠口服降压药控制良好，两周前无明显诱因下血压突然升高，收缩压升高至 180 ～ 220mmHg，舒张压在 100 ～ 110mmHg。口服各种西药降压均没有明显效果，曾两次急诊求诊，虽经紧急处理血压稍降，但次日又回升。经家人介绍从伦敦到我诊所求治。

在诊查中，我发现患者不单纯是血压升高，还合并其他身体症状。其中最突出的症状是在血压升高时，患者同时出现后脑、前额及肩颈上背部疼痛不适，伴颈部转侧不利。

结合她当时的症状，我进一步追问病史，得知患者在发病前 1 个月曾感染新冠病毒。感染后，她的腰背及颈部疼痛逐渐加重，直至两周前血压突然升高。就诊当日，患者血压高达 233/108mmHg，同时伴有胸前心搏突突频跳、胸闷、呼吸不畅、双颞侧头痛并颈项和上背痛。此外，患者还诉有双侧耳鸣，右侧较左侧明显。

寻真查经评分：患者各三阳经及三阴经均呈现左侧高敏化，评分均为

10/10。二级病机方面，阴陵泉高敏化，左右两侧评分相同，均为 10/10，整体下肢泡肿。

应验治疗：以颈项及头痛缓解度作为标的，采用泻左昆仑、补右丘墟，辅以补左侧照海、太冲，右侧太白的组合，对于缓解头痛和颈项不适效果最好。同时，泻左侧阴陵泉后，患者腰痛及转侧不利的症状得到了即时缓解。

治疗结果：经过手动应验并揉按以上穴位，患者的血压从初始的 233/108mmHg 下降到 160/95mmHg，于是，我们果断在相应的穴位上留针 30 分钟进行治疗。次日，患者的血压继续下降。最后，通过前后 3 次治疗，她的血压基本维持在收缩压 120 ～ 140mmHg，舒张压 75 ～ 90mmHg 的状态。同时，其头痛、腰背痛及耳鸣均得到显著的缓解。

◎ **讨论**

从患者就诊时的诸多症状来看，非常符合寻真疗法里常强调的阳经病的典型表现。大家在看一些高血压病的时候，这些伴随症状看似与高血压关系不大，所以大家可能就不关注。但如果运用寻真疗法这一套完整的诊断思路，就会发现，这些看似不相关的症状往往是提示患者病机的关键线索。我们根据这些提示再去诊查经络，结合经络提供的信息，找到更明确的诊断及治疗方向。

那我们怎样去解读患者的经络语言呢？途径其实就是对疾病相关经络上的穴位进行敏化评分，即评估其疼痛度或虚空度。通过诊查，我们发现该患者左侧膀胱经、胆经和大肠经等与她所主诉的头痛、颈项及上背部的疼痛密切关联的经脉均呈现高度敏化状态。经络评分提示，该患者风寒阻于太阳经、少阳经和阳明经，也说明她这次血压升高很可能与感染新冠病毒后外邪未解有关。另外，患者的肝经、肾经、心经敏化也非常高，这提示多年的高血压已导致患者阴经脏腑受病。同时，她阴陵泉的敏化也非常高，阴陵泉在我们所讲的二级病机里，是反映湿证的穴位，这就提示她还存在着二级病机的问题。

在获取了患者整体经络状态的信息之后，下一步就要用到我们的杀手锏——应验治疗了。这个时候主要针对她当下的颈部转侧不利，以及腰背、肩颈疼痛、头痛症状进行应验治疗。在对各经脉的敏化点、合穴、原穴等择穴应验后，我们选择了阳经中的膀胱经和胆经敏化点，以清除其入侵的风寒邪气；同时，针对阴经中的肾经和肝经，我们进行了补虚治疗，以补其阴虚不足，并选取右侧太白，以提起患者虚弱的中气，辅以泻阴陵泉，以驱除其下沉的寒湿，解决二级病机问题。这样，我们一举把表里各层的经脉病机做了完整的处理，有的放矢，疗效可谓立竿见影。

小 结

该患者有高血压病史多年，确实存在五脏阴经的营气病的因素，但是在辨证治疗中，我们并未过度聚焦于肝肾等阴经脏腑，而是关注到她的血压是突然升高，属于隐性、急性、突发，这些都是阳经病的特点，也特别关注到外邪对于阳经的影响。这就是我们讲的，不要只关注内风，还要考虑外风。在整个治疗过程中，正是因为我没有只看到她的脏腑阴经病，而是透过她反复出现的颈背、头部症状及相应阳经穴位的高敏化，洞察到因新冠病毒感染解除不利而堆积成新的发病症状这类可疑的阳经外邪因素，并同时处理了二级病机的湿邪，治疗效果才会那么好。

可以说，寻真思路将阳经病、阴经病、二级病机视为三个并行的疾病发展面向，从而能以全面视角去观察并判断发病机制，确保我们在诊治疑难症时，不会顾此失彼，错失要机。

第三章

寻真疗法的十二经病辨证

经络系统由十二经脉、奇经八脉、十五络脉、十二经别、十二经筋与十二皮部组成。其中十二经脉系统，囊括了十二经各自的皮部、经筋、经脉及经别、络脉。而奇经八脉，除了任督二脉有单独的循行路线并和十二主经有密集的交汇外，其余六脉都是借道十二经脉循行的，这个生理特点既反映了它们作为十二经脉的"蓄水池"参与全身经脉气血调节的功能性质，也决定了即使是奇经八脉的相关病变，也是需要通过调节十二经脉的相关穴位来治疗的。所以寻真疗法对人体全身疾病的诊查和认识，最终是集中在十二经脉系统的诊查上的。

第一节　十二经病的辨证框架

一、三维病机是寻真辨证的基础框架

上一章我给大家讲解了寻真疗法对疾病认识的基础视角：三维病机。从三维病机的角度出发来解构病症的核心病机，是寻真疗法辨治疾病的基础框架。其中，对阳经病的辨证主要解决的是认识入侵"外敌"的性质以及我们的防御系统的刻下状态如何；对阴经病的辨证是为了分析患者当前的主导体质，并帮助判断这些体质如何影响病情的进展和转归；对二级病机的辨证是为了明白体内病理垃圾产物对病情修复和痊愈影响的程度。

（一）阳经病辨证：辨入侵外敌

1. 主导证型：阳经病的实证

阳经上穴位的高敏化压痛。左侧敏化高提示以风寒、湿性邪气为主导；右侧敏化高提示以风热、火性邪气主导，治以泻法。

2. 次要证型：阳经病的虚证

阳经上穴位的敏化虚空凹陷。原则上左侧阳经上虚空凹陷重为阴虚、血虚，右侧为阳虚、气虚，治以补法。

3. 阳经病的虚实夹杂

阳经上的虚空和压痛并存，这种情况多数见于慢性或年纪较大的体虚患者。此时阳经的虚实状态会因应患者身体状况而波动，所以补泻的要求也会因应变动。例如一月经后眩晕的病例，查经评分看到胆经足临泣高敏，同时阳陵泉凹陷，这时就可能反映胆经上存在的外邪入侵的实证状态和月经后胆经血虚的虚证状态同时存在。对这一例眩晕病例的治疗，就非常有可能在最初眩晕和血虚均较严重的时候，补阳陵泉的效果会比泻足临泣要好，但治疗数次后，随着状态好转，血虚改善，泻足临泣就可能成为主导的治疗用穴。

（二）阴经病辨证：辨主导体质

1. 主导证型：阴经虚证

阴经上穴位的敏化虚空凹陷重，左侧凹陷虚空重者为阴虚、血虚（以阴虚者刺痛，血虚者酸痛为主）；右侧凹陷虚空重者为气虚、阳虚，如果右侧虚空并伴有刺痛者，则可能提示阴虚火旺（气血虚者多数为低度的酸痛或者无痛，阳虚者多数无痛并伴有表面泡肿、发凉），治疗为补法。

2. 次要证型：阴经实证

阴经上穴位的高敏化压痛但无虚空凹陷，甚至可能是肿胀紧实的。左侧提示无热象的气血郁滞，或者寒湿，右侧提示气郁化热，或者血热。

3. 阴经虚实夹杂证

阴经上穴位虚空和泡肿及敏化压痛均突出。例如右侧肾经阴谷穴表面泡肿，重按虚空，提示阳虚寒湿；右侧然谷虚空并刺痛明显，提示肾阴虚火旺。对于阳虚寒湿，要看寒湿和阳虚的程度来选择是泻左侧阴谷，还是补右侧阴谷的方法；对于阴虚火旺的处理，要看阴虚还是火旺更突出，从而在补左侧照海或阴谷和泻右侧然谷之间做选择。寻真疗法对这些虚实夹杂证的具体病例该如何选择补泻，会遵循应验治疗思路提供的精准筛选辨证的相应步骤，内容会在后面章节中详细讲述。

（三）二级病机辨证：辨体内垃圾

1. 主导证型：二级病机实证

特定穴的敏化压痛。痰——丰隆；湿或饮——阴陵泉，或尺泽、阴谷及其余各十二经的合穴加上三焦经的外关穴区；血瘀——血海、膈俞，或曲泉、少海，治疗为泻法。例如反复咳嗽胸闷，痰咳不出的情况下，如果在查经中发现左侧丰隆穴是高敏点，辨证即可定为痰湿阻滞，可以予泻左丰隆。可预期的现象是，在应验治疗的当时，患者就会觉得胸闷有好转，或者胸咽喉一带黏滞的痰涎会有往上涌，或该部位一下子清爽起来的感觉，这就是身体受到良性刺激后主动排邪的反应。

2. 次要证型：二级病机虚证

上述特定穴的敏化虚空，同时伴有压痛，或者舌、脉及／或病理症状较为突出，但特定穴的敏化压痛不明显。治法则采取补泻复合交叉的灵活策略。例如有子宫肌瘤的患者，舌象上看到了苔白腻，脉象上滑脉很突出，但是查经发现丰隆穴的敏化压痛不高，似乎提示痰的病机不明显，但在最后应验治疗的帮助下筛选出，通过补右侧丰隆穴，该患者的肌瘤变软变小了。同样的道理，该患者因为子宫肌瘤，月经量大，长期处在贫血态中，你会发现她舌下络是有迂曲或分叉多的，但是络管偏细而短，舌体瘦而薄，色淡。我们在查经血海触诊的感觉是明显的虚空感，不一定有压痛，但是在应验治疗中你会发现，有时泻血海消瘤的效果强，有时补血海消瘤的效果强，这完全取决于患者当时的身体状态，即血虚重的时候需要补，血虚轻的时候可以泻。

总之，只有在充分认识阳经病、阴经病和二级病机在主症核心病机中的位置和状态，才能在治疗中有效而精准地解决主要矛盾，从而快速取得疗效。

二、十二经脉病的辨证是三维病机辨证的抓手

从具体操作的角度，如何来实现上述辨证治疗的目的呢？寻真疗法的观察视角从三维病机延伸，最终落实到具体的十二条三阴三阳经脉的穴位各自状态的解读上。本节就从十二经病的发病特点、经络循行细节等辨治要点来详谈十二经病的寻真辨证。

（一）十二经病的临床症状分类法

寻真疗法对经脉病的辨治，源于但又高于《伤寒论》等传统经典的思路，其对相关症状的检视和辨证，是建立在充分熟悉各经脉的循行、气化和脏腑功能特性上的。所以它既不同于当代的脏腑辨证思路，又和常规经络辨证不是一回事。我们认识到，十二经脉各自在人体循行的路径上的身体各部因为受病经脉的气血异常而呈现出不同的临床症状。其反映的是该经脉系统的不同深浅层次，不同区域的气血能量受病状态，根据这些与经脉循行关联的经脉，气化功能和脏腑发病的特定症状，而不是仅仅依靠脏腑辨证或者经络循经辨证的途径，去快速辨识出十二经病证，能更高效地完成精准辨证并取得立竿见影的疗效。十二经病的临床症状，归类为如下三个方面的临床表现，具备其中任一类的临床症状者，即可被视为诊断该经脉病的必要条件之一。

1. 经症

经症指的是相关经脉系统各层级结构所循行覆盖的区域发生的相关症状。例如，手阳明大肠经病，包括其皮部、经筋、络脉和经脉各分支所循行覆盖的区域，可能包括拇指、食指和前臂外前侧的麻木症，或者是面部

鼻翼两侧皮疹，或者鼻塞，鼻涕甚至是鼻衄等。足厥阴肝经病，可以是在肝经循行路线上的下阴、腹部、乳腺甚至眼睛的病变，即属于此类经症。

2. 气化症

气化症指的是相关经脉系统，因受病扰乱气血状态，影响其相关脏 – 腑功能，表现出的各自五行属性关联的症状，以及其对气 – 血 – 水液气化代谢影响而引发的异常临床表现。仍以手阳明大肠经为例，大肠经五行属金，易化燥伤津。同时与足阳明胃经经脉前后相连，生理解剖结构也是直接相通，故而也容易承纳从胃经传来的寒湿（五行属土）之邪，所以大肠经如果直接感邪，多数容易化热伤津生燥，表现为高热、口渴引饮、热汗出、脉数洪大等临床症状；而如果从胃经传邪到大肠，则是寒湿为主的邪气，表现为身困重、腹胀或者舌苔白厚腻、脉滑软缓等临床症状。当然如果邪气久留大肠经，还是会有因大肠经的燥性特点伤阴化燥的转化趋势的。又如肝经病之气化症，可以包括肝五行属木，木性升发不喜郁滞，久郁易化火生热，故而因肝热引发的升发过度的面红目赤、眩晕、耳鸣、肝火上炎的口苦等均可以划归此类。

3. 脏腑症

脏腑症指的是受病经脉相关联的脏腑功能也受到影响后，表现出的临床症状。大肠经病的腑症可以表现出腹胀、肠鸣、便秘、腹泻等。再看肝经病的脏症，肝脏功能所主的情绪、月经一类的病症等都可划属此类。

以上临床症状的三分法，适用于诊断辨识所有十二经脉病的临床场景。但是在实际应用中，我们发现，阳经病因为外邪入侵引发的相关经脉上的阻塞情况较普遍，病机单纯，所以用此三分法判别阳经病的效率很高，"有是症，即用是法"。但是阴经病的病机更复杂，其不但涉及阴经经脉上的经症，更多涉及阴经五脏的气血阴阳的虚实状态，上述的症状三分法虽然有助于辨识阴经病，但对进一步精细定位阴经病的虚实证尚有局限。故而在此三分法基础上，对阴经病的具体辨治中，我们还加入脏腑气血阴阳的细分辨证。我们后面将分别就阳经病阴经病的各自辨证特点逐经进行讲解。

（二）十二经病的辨证确诊总原则

十二经病的辨证确诊，除了上述的三分法症状辨识，最终的精准确诊需要满足如下条件：①临床症状（涉及各经的经症、气化症或脏腑症至少其中之一）；②相关经脉高敏化体征（或①②中二选一）；③应验治疗有效。举例说，要诊断大肠经病，我们必须满足或者有大肠经病相关症状但是大肠经敏化不高，或者症状关联性一时无法判断，但在大肠经上有非常高敏化的压痛点，或者两者均满足条件，这时候我们给予大肠经上的穴位施以应验治疗，结果主症明显好转了，那么这个大肠经病的辨证诊断就可以确定无误了。

关于寻真十二经的"经症"辨证有一点需要强调，不同于当代主流的经脉辨证思路，寻真经脉辨证的依据不仅仅局限在十二经主经脉循行的区域，其下属的经筋、络脉和经别的分布区域也是十二经病所涉及的重要内容，其中经脉＋经筋的分布区域，占十二经病经症的大头。我们尤其要注意的是，十二经的主经和经筋等下属结构既有协同重合也有各自差异的分布区域。另外，由于经筋的分布呈较宽的条带状走行，所以邻近经之间的经筋重叠现象很常见，从而对于经筋受病导致机体感觉和功能异常的病症，我们不单要考虑受病部位的经脉所过，在直接处理相关经脉疗效不理想的情况下，邻近经也是寻找突破的窗口。

第二节　十二经病的分经辨证详解

一、太阳经病

（一）太阳经病总论

太阳经病指的是足太阳膀胱经或者手太阳小肠经受病，导致该经脉气血循行及功能失调，从而在其经络系统各个层次和区域出现病症的证候。膀胱经和小肠经受病有共性也有个性，二者虽同属太阳经，但因为五行属性、气化功能特点不同，它们有各自的病理个性特点。

1. 膀胱经

膀胱五行属寒水，性偏寒，膀胱经受病以寒湿邪实入侵为主，因和少阴肾相表里，遇到肾阳气不足者，膀胱经寒湿的情况更是多见。当然肾阴虚者，则膀胱经也可化热，呈现为右侧膀胱经压痛敏化高。另外，膀胱经"多血少气"，也容易因失血等导致血虚而经脉虚空从而寒邪久留慢性化，而令经络敏化值偏低。因为膀胱经的这些特质，对高敏化者的解读，除非右侧敏化值奇高，左边敏化差值巨大这样的情形，可以解读为膀胱热或湿热。否则如果左右敏化分值差异仅在 1 ~ 3 分的，即使右侧敏化值高于左侧，我们仍将其解读为寒邪入侵日久因肾阴虚而化热。

2. 小肠经

小肠五行属君火，性偏热，如遇寒邪入侵，会因小肠经中的火性中和其寒性，而被快速化解，故小肠经因应敏化压痛的程度及持续时间均较弱，多数在 1 ~ 2 日即消失。相比之下，小肠经对火性热邪的亲和性更强，而小肠经里的君火遇热邪，更会激化其热性而化燥，从而快速内传至属燥金的大肠经，或带相火属性的三焦经，其敏化持续时间也不会很久。所以，小肠经多数不留邪，一旦留邪者多数是虚证。故而除了急性期，一般病症中凡涉及小肠经受病的情况，你会发现小肠经的敏化评分多数不高，甚至更多偏虚空，治疗中补小肠经为更常见的措施。另外我们常常采用寻真疗法选经四原则中的"对经平之"思路来补小肠经的对经——心经，以促进疗效。

（二）太阳经病主症

1. 太阳经病经症

太阳经病经症沿着太阳膀胱经的经脉及经筋、皮部以及经别、络脉等结构的分布路径，表现为鼻、眉头、前额正中一带、头顶正中线及头角区一带、后枕部、颈项、背腰脊柱及两侧腰大肌内外沿、臀骶胯区、大腿小腿后侧、足跟部及足底和小趾外侧，还包括经筋分支区域的肩关节前后和耳周及面颊部的分布区域所涉及的症状；以及小肠经的经脉及经筋皮部循行路径上，表现为肩胛、上臂外侧一线至小指中指，以及外眼角、耳前、下颌关节周围区域的关联症状。太阳经病经症涉及的临床症状多样，根据涉病部位归纳如下。

（1）头面：前额、颠顶、后枕部上到后顶区域、枕后至耳后乳突完骨穴一带，以及鼻根部，这些区域的感觉和功能异常，例如头痛、鼻塞、流清涕、嗅觉异常、耳鸣、耳塞、耳痛等。另有膀胱经的经筋支脉连舌根，故舌病，舌塞失语，膀胱经也可能作为二线梯队候补查经应验。膀胱经也入脑，故精神神志和脑部功能异常的病症，也可能和膀胱经有关。

（2）目：目内眦及目外眦分别连膀胱和小肠经，侧面上至额角，下至下巴颌角及耳周区域的感觉或功能异常，例如上眼皮痉挛、眼皮下垂、干眼症、多泪症、视力视野异常等。

（3）肩及上肢：肩胛及上臂后外侧至小指端，另有膀胱经的经筋于肩前包绕并连及颈前至面颊，这些区域的感觉或功能异常，例如肩痛、上肢后侧面麻木或烧灼痛、无名指 – 小指针刺样感觉异常等。

（4）颈背腰臀：涉及部位涵盖颈项后面正中、脊柱夹脊及腰大肌、腰骶部、臀部，另外还有膀胱经附属结构分布到肛门，以上太阳经所涉及诸区域的感觉或功能异常，例如腰背痛、颈项痛、与颈部前后屈伸或者左右转侧活动有关的眩晕、肛门痛、痔疮等。

（5）下肢：大腿后侧、小腿后侧及后外侧、足跟部、足底及足掌、足小趾周围（足第4趾作为邻近区域也有可能受到膀胱经受病的影响）的区域感觉和功能异常，例如足底麻、烧痛，或足跟、足弓痛等。

（6）其他：例如咽喉，因为太阳经的经筋和络脉也有分支到咽喉一带，所以遇到受凉或见风即发的咳嗽，也要考虑可能和太阳经风寒有关。

2. 太阳经病气化症

太阳经病气化症根据太阳经表实表虚不同状态可分为太阳伤寒证和太

阳经中风证的各自气化症。

（1）太阳伤寒证的气化症：为寒邪袭表，卫阳被阻，营阴郁滞所表现的证候。症状表现如下。

因足太阳膀胱经禀寒水之性，易受寒邪侵扰并表现出寒性的收引之象，另外太阳别名"巨阳"，热为诸阳之巨，故而发热也是"巨阳"的另一个面向。原因是"卫气出于下焦"，太阳膀胱经是卫气工作启动的第一场所，也是正邪交争最剧烈的第一道防线，所以太阳病气化症表现为恶寒、周身骨节疼痛、脉浮紧等寒主收引的特征之象，以及发热、无汗的卫气受阻之象。另，主管卫气的肺气因卫气不畅而功能受扰，从而可能出现喘、咳等症状。所以太阳膀胱经气化症主要集中表现为发热、周身骨节疼痛、恶寒怕冷、脉浮紧及咳喘等。另外，如果某些临床症状总是在小肠经（午后 1～3 点）、膀胱经（午后 3～5 点）主时的这段时间内发作或加重，例如有的患者总是在这个时段感觉疲乏、嗜睡，这也可以看成太阳经邪气阻滞的表现，寻真疗法主张从疏解太阳经的方向去治疗，效果非常好。（十二经气化症的时辰流注关联性，此处以太阳经为例，后续其余经的气化症时辰发病规律同此，不再赘述）

（2）太阳中风证的气化症：为外感风邪后，因卫气虚，受风邪所扰无法正常调摄营阴，导致营卫不和所表现的证候。症状表现如下。

恶寒、发热、骨节疼痛等寒性症状是与太阳伤寒证一样的，但是因涉及卫气虚，故而会有自汗出、恶风，或者较重的流清涕等营卫失调、卫气失于固表的特征表现。脉象上，因风、寒、虚各因素的综合影响，会表现为浮缓而非浮紧脉。

3. 太阳经病腑症

（1）太阳蓄水证（太阳经膀胱腑症）：为太阳经受邪入侵膀胱腑，导致其气化功能失调所表现的证候。症状表现为因膀胱腑温化功能失调导致的小便不利（尿少或尿频）。

（2）太阳蓄血证（太阳经小肠/膀胱腑症）：为太阳经邪气入侵化热内陷膀胱或者热邪并入火性之腑小肠，热灼成瘀结于下焦所表现的证候。

症状表现包括或不包括太阳膀胱经的经症、气化症中的部分症状（如汗出异常、头身疼痛、脉浮等），加上少腹急结或硬满，或尿血，或便血，但小便自利。另，因膀胱经通督脉入脑及小肠经与心相表里的关系，热入血络进而扰乱神志引发精神错乱，甚则发狂。

📁 病案

十二经病辨证：太阳经病

患者：男性，70 岁。

初诊时间：2023 年 5 月 29 日。

主诉：右上臂反复疼痛 3 年余。

问诊：右上臂外展上举时，会有手臂腋前线附近及肩胛后侧区域的牵拉疼痛。患者本人是奥地利的西医全科医生，给自己开过各类抗炎止痛等内服、外用的药物，均效果不好。同时双手指肿胀变形疼痛。另有消化不良、反酸、嗳气，进牛奶及生冷水果都可使之加重。同时有反复咳嗽史，反酸时则咳嗽加重。大便 1 次 / 日，成形。白天汗多。眠欠佳，半夜 2～3 点易醒，醒后难再入睡。

寻真查经诊疗思路分析：主症是右上臂外展上举导致肩前和肩胛一带的肌肉牵拉疼痛。我们对此主症的病机要注意几个关键词：①发病年龄：70 岁老人，发病时间不短，3 年了，营气虚的概率大；②发病偏向：病发在右侧提示气虚或气郁的体质因素；③发病部位：在腋前线旁以及肩胛区，这里涉及的经脉循行（经脉主线及经筋等都要考虑），包括上臂到达肩前区域的大肠和肺、心包经及肩外侧的三焦经，以及后侧的小肠经，另外膀胱经的经筋也走行到肩前和肩胛一带，这是最容易被忽略的；④兼症：较为突出的消化不良症关联的脾气虚，反酸关联的咳嗽症或提示夹湿水饮，以及半夜醒来可能提示的肝经病变（或为肝气郁结？肝经寒？肝阴血虚？）。这些复合的因素，往往也是老年患者病程慢性化的决定因素，把这些因素解决好可能也是决定寻真疗效突破的关键。

　　诊治的路线：①根据经络循行分布与肩痛的关系以及查经评分高低来选择应验治疗的先后次序；②关注体质因素，对兼症提示的脾气虚和肝气郁都要给予重视，即在应验治疗中，不单纯限于泻右侧高敏化的阳经痛点，可能需要给予补各经相应的右侧原穴来补气，合穴补气化湿来筛查，另外全身状态气虚要补右太白，气郁要泻右太冲作为总体筛查；③最后根据应验的反应，随时灵活调整选穴的对象。

　　先经络诊查，评分如下：

　　阳经：胆经足临泣 R（右，下同）7/10，大肠经曲池 R 9/10，余敏化不高，但膀胱经昆仑附近微有泡肿。

　　阴经：肝经太冲 L（左，下同）7/10，曲泉（++）L 9/10。肺经尺泽 L=R 9/10，余阴经包括肾经阴谷、心经少海、心包经曲泽穴均 8/10。

　　二级病机：阴陵泉 L 8/10，血海（++）L ＜ R 6/10。

　　查经结果解析：从这个患者整体查经结果看，各阴经表现为较突出的阴血虚或有化热，而阳经中大肠经和胆经也呈阳经化热的态势，阳陵泉左侧敏化提示体内明显有寒湿，乍看起来像是一例寒湿阻于经脉，阴虚化热的病机。可是为什么这个患者病发右侧而不是左侧呢？让我们再结合发病部位来进一步考虑主症病机，目前可见阳经中与右肩痛有明显经络关联的是大肠经，和肺经是高敏化的，其次是心包经，另外肝经反映的气郁在右侧的体现不高，未必是最高度可能的因素。主症肩痛关联的其他经脉（尤其是阳经经脉）敏化压痛不高，右侧发病者，请留意在气虚的状态下，这些敏化不高的经脉也可能是受病经脉，所以一旦遇到在对高敏经脉应验效果不好的时候，别忘了进一步筛查低敏经。所以治疗本病例的策略，是先从高敏的大肠经、肺经应验开始，再筛查其余低敏化经。

　　应验治疗：以右上臂的压痛点及外展上举活动改善为标的。

　　泻右曲池，无效。

　　补右合谷，曲池，无效。

　　补右尺泽，手臂痛点从 8 分降到 5 分，余补泻均无效。

　　补右京骨（泡肿），舒服，疼痛从 5 分降到 4 分，上举好转。

补右委中，上举好转 50%。

补右太溪，上举好转 75%。

补右阴谷，上举好转 80%。

补右阴陵泉，上举好转 90%。

应验思路解析：

第一步　泻主症高敏的关联阳经大肠经右侧的敏化点曲池，应验无效，提示大肠经阻滞不是关键病机。

第二步　大肠经气虚是否关联？补右原穴合谷，无效。气虚夹湿是否关联？补右合穴曲池，无效。提示大肠经气虚及湿均不是关联病机。

第三步　肺经补右尺泽，手臂痛点减了三分，提示肺气虚并湿阻是其中一个关联病机。

第四～五步　膀胱经的经筋走行至肩前及肩后，这时候进入视角，依照膀胱经低敏化的特点，直接给予补右原穴补气和补右合穴以补气化湿的思路来应验，右手臂上举得到了明显改善，所以膀胱经气虚夹湿是关键病机之一，因为改善度未到 80% 以上，建议对经平之，补肾经。

第六～七步　补右太溪是补肾气，补右阴谷是补肾气化湿，改善达 80%，肺经、膀胱经及肾经均是通过补右侧合穴化湿以后取效，下一步，建议应验和湿有关的阴陵泉穴，从补气化湿同一路径入手——补右侧阴陵泉。

第八步　补右侧阴陵泉，改善达 90%，大功告成！

精准辨证：肺脾虚湿阻，肾气虚＋寒湿阻于膀胱经。

精准治疗：针灸选穴——补右委中，补右阴谷，补右阴陵泉，局部调形补法。

小　结

这个病例，如果单纯从患者主诉症状的发病部位上考虑，不会第一时间想到是膀胱经和肾经的主导病机，而查经结果，也看不出有明显的气虚湿阻这一病机的突出线索。治疗成功的转折点在于，对太阳膀胱经的经筋循行路径有非常清晰的认识，从而在对高敏化经的补泻应验不效以后能快速转换思路，走对低敏关联经补气化湿的新路径，并果断地对经平之应验肾经的相关穴位，同时顺藤摸瓜把与气虚湿邪病机相关的右阴陵泉也挖了出来，最终取得良好的疗效。全面认识太阳经经症，以及对经脉虚证及合并湿邪病机关联的穴性灵活应用是取胜的关键。类似这种以营气虚为主，病机似是而非的病例，往往是针灸临床的治疗难点，因为用普通的辨证处理或者局部治疗的方法，往往取效不佳。寻真疗法的应验筛选病机这一套组合拳法，正是取效的强大秘密武器。

二、少阳经病

（一）少阳经病总论

少阳经病指的是足少阳胆经或者手少阳三焦经受病，导致该经脉气血循行及功能失调，从而在其经络系统各个层次和区域出现病症的证候。胆经和三焦经受病有共性也有个性，因为二者虽同属少阳经，但因为五行属性和气化功能不同，它们有各自的病理个性特征。

1. 胆经

胆五行属木，与肝相表里，通于风气，因为风性善行而多变，并且喜裹挟寒热燥湿诸邪侵入人体发病，所以胆经受病可以随从各种邪气性质表现出可寒可热的特点。另外，因为少阳经的发病层次介于太阳表和阳明里二者之间，故其半表半里的特色也导致其经常表现为寒热错杂之性。胆经循行从头到脚均分布在身体侧面，所以对于身体两侧不平衡的病症，包括运动、感觉以及自主神经功能失调引起的如出汗、体温、血液循环等异常表现，均可以参考少阳胆经的发病因素。另外，胆经慢性受病往往和胆经的气血虚弱相关，阴经中的脾气虚和肝阴血虚不荣并致肝郁气滞都可能会作为胆经病幕后的因素同时存在。在临床上看到胆经原穴丘墟穴敏化明显的时候，我一般在治疗时会同时把脾气虚、肝血虚的潜在病机纳入考量。

2. 三焦经

三焦与心包相表里，心包既是心的从属又和厥阴肝同名，故自带风和君火之性，另外命门火经由三焦上系心包行相火之功能，所以三焦秉承心包的属性特征，是火性和风性兼具，同时三焦是人体气水之通道，所以三焦受病也会兼气郁水湿之性。综合来看，对三焦经敏化的解读，需要结合心包经、肾经、心经以及水湿饮诸因素来协同判断。三焦作为全身气水通道，主管这个功能的特定功效穴位有两个，外关主管气的疏泄，支沟主管水液的疏泄，二穴功能紧密关联，遇到和全身的气水分布代谢紊乱的病症，这两个穴位的诊查应验与治疗都不可或缺。因为此二穴相距很近，而且功能相互交融，所以我一般把这两个穴位合并统称为"外关穴区"，一起做诊查应验。

（二）少阳经病主症

先分清一个容易模糊的概念，"少阳证"与"少阳经病"不是同一回事，其实这一论述适用于全身各十二经病。

一方面，传统上根据《伤寒论》里散在各章的条文记载，认为少阳证的临床常见症状包括口苦咽干、目眩、往来寒热、胸胁苦满、心烦喜呕不欲食、脉弦细等。但这些判断少阳证的症状主诉较为散乱庞杂，而且在临床上往往会和其他经及脏腑证的临床表现重叠，如果仅仅根据临床主诉的症状，"但见一症便是，不必悉具"来诊断，非常容易产生误判。所以，以证订方的思路，实际上是有很大局限性的。从另一方面看，从临床实用性的角度出发，"少阳证"的这些主症是否就足够囊括少阳经病所涉及的范围了呢？我们在这里需要强调一点："少阳证"实际上仅是少阳经病中的很小一部分，我们分析解读少阳经病，是需要从少阳经的症状三分法来全面理解的，一旦从这个维度来确诊少阳经病，那么少阳证适用的方药和穴位就可以用来治疗更多与少阳经相关的临床症状。只有这样做，少阳证的方药和穴位的临床适用范围才得以大大拓宽。

1. 少阳经病经症

少阳经病经症是指沿着少阳胆经和三焦经的经脉及经筋、皮部及经别络脉等结构的分布路径上，出现的各种临床表现。涉及的区域为胆经主经及分支沿线的前额、眉腰上及眉尾和内外眼角与鼻山根部、发际线额角和双颞太阳穴一带，以及下颌关节及侧头与耳周，并走至后枕、颈项、双肩、腋下及双胁肋区、双髋和腰骶区、大腿小腿侧边及外踝一直到小趾与四趾间，以及三焦经沿线的无名指向上的手臂外侧和颈部侧后方以及面颊下颌关节一带的相关部位。同时也包括两经的内行支脉在体内所经过的咽喉、胸膈、心包、心、胃、肠及膀胱等上中下三焦各器官的症状。总之，只要抓住少阳经脉及经筋等附属组织分布的相关区域，就能快速辨识出病症与经脉间的联系。

对照于传统对"少阳证"相关诸症的认识，就会发现少阳经病涉及的部位广泛，而且症状多变复杂。为了方便大家临床对照，我把最常见的少阳经病的经症可能涉及的症状列举如下。

（1）头颈部：可能涉及部位包括前额眉上区、双颞或颠顶旁、额角或枕后至乳突完骨穴一带、耳垂及下颌角周围，及颈项侧后区域至肩部肩胛岗上区等相关区域的感觉与功能异常症状，例如头痛、颈项痛、上背部紧张疼痛、眩晕或麻木感、脑雾感，甚至脑鸣等。

（2）鼻：涉及鼻山根及两翼区域的感觉和功能异常症状，例如鼻塞、部分涉及额窦和蝶窦鼻窦炎的头面痛等。

（3）目：涉及眼上睑及目内外眦区域的感觉和功能异常症状，例如目痛、流泪或干眼症、目赤、目痒、流脓，或视力减退、视野异常等。

（4）耳周及面颊：涉及耳周前后及内耳、下颌关节上下区域的感觉和功能异常症状，例如耳鸣、耳聋或耳痒、耳痛，耳道分泌物或湿疹、面痛或麻痹、磨牙、下颌关节紊乱等，另，三焦经的经筋有分支连舌本，故面颊连舌的症状，需要参考三焦经的参与。

（5）咽喉：涉及咽喉部的感觉和功能异常症状，例如咽痒、咽痛、失音、咽喉堵塞感（梅核气）等。

（6）胸胁：涉及胸胁体表和体腔内二经脉循行所涉及的脏腑器官的感觉和功能异常症状，例如胸闷、心烦或心悸、胁痛、乳房外侧区域疼痛或增生等。

（7）下腹及腹股沟会阴区：涉及腹部及腹股沟区和盆腔会阴区的体表和体腔内二经脉循行所涉及的脏腑器官包括下腹部所涉及的膀胱、生殖器、会阴区的感觉和功能异常症状，例如小便异常、痛经、月经紊乱、会阴痛、阴道痛、疝气等。

（8）下肢腰腿臀部：涉及腰臀两侧及腰骶区、大腿小腿外侧及大腿侧前边、脚面延伸到 3 ～ 5 足趾一带，这些区域的运动和感觉异常，例如大腿外侧区域的坐骨神经痛、梨状肌综合征、化疗损伤的足趾麻木刺痛、糖尿病后遗症的足底神经炎等。

（9）上肢臂手部：涉及上臂外侧中线一直到手掌背 3 ～ 5 指区域的感觉和功能异常症状，例如肩周炎、颈椎神经压迫症、肱骨外上髁炎等。

2. 少阳经病气化症

少阳胆木被郁容易化火而口苦。另外，少阳经处于半表半里，一方面正气不足受抑，另一方面邪气入里未尽，尚处在邪正往复交争的阶段，故症状以寒热往来，或者定时发作的形态表现出来。少阳经还有脉弦细的特征脉象，因为弦为风木之象，细提示了正虚。另外，少阳经分布在身体两侧边，涉及左右或上下半身不对称的病症，也多与少阳经的失调有关。少阳经过心 / 心包，肝 / 肾，肺 / 胸，故而少阳经失调可以引发精神情绪失调。同时，三焦为全身气水通道，和水气代谢失调有关的病症，例如水肿、湿证等也可能属于少阳三焦经病范畴。另外，晚上 9 点至深夜 1 点间分属三焦和胆经主时，该二时段发病的病症也属于少阳气化失常病症。

总之，少阳经病的气化症概括如下。

（1）木火之性失制：口苦、寒热往来、定时发作、脉弦细。

（2）平衡功能失调：眩晕、平衡失调、身体左右功能 / 感觉不对称、上下功能/感觉不对称。

（3）精神情绪病：紧张、焦虑、易怒或抑郁、失眠（晚上9点至1点前入睡困难）。

（4）水气病：气水运行失调、水肿、湿证、气肿等。

（5）其他：自身免疫功能失调（个人理解，以少阳的这种邪正往复的病理状态来解释现代疾病对自身免疫反应导致的慢性炎症化与自我攻击的病理的认识是较为贴合的），凡是有自身免疫混乱的病症，都建议把少阳经参病的因素加入考虑。

3. 少阳经病腑症

少阳经病腑症为风寒湿或热等邪气入侵胆腑和三焦，引起的功能失调的临床表现。胆腑和三焦的特异性症状如下。

胆腑症：胁痛、心下痛、作呕、恶心，或黄疸、尿黄、大便白等。

胃肠症（也属于经脉所过的经症）：腹痛、腹泻、便秘、胃痛、胃胀泛酸、食欲减退等。

三焦症：涉及三焦水道不通，包括小便不利、头面躯干及四肢的水肿、晨起疲乏、口黏、苔腻等。

📁 病案

十二经病辨证：少阳经病

患者： 女性，75岁。

初诊时间： 2024年5月1日。

主诉： 双眼充血，干涩不适，刺激性流泪交作3周。

问诊： 患者3周前无明显诱因发作双眼充血，并干涩不适，晨起眼屎较多，并和刺激性流泪交替发作。在家附近的门诊开了一些常用的抗生素眼药水等外用，均没有特别明显的效果，遂至市级中心医院眼科求诊。查得眼压高，疑似"青光眼"，建议手术。患者遂远程求诊于我，希望能求得自我居家调理的办法。刻下症见视物模糊，左侧症状明显重于右侧，内眼角和上眼睑不适感最突出。咽喉不适，嗓子哑。平素体胖，浮肿，体力差，易疲乏，素有高血压、糖尿病和甲状腺功能低下症。

寻真查经诊疗思路分析：这是一个相对来说看似复杂难缠，但掌握诀窍后其实处理较为简单容易的病症。眼科症虽然专业性高，但如果按照寻真的诊疗思路来看，因为症状局限在眼睛，只要查经应验的目标清晰明确，判断辨证相关病机反而是很简单直接的一件事。对于眼睛来说，例如飞蚊症、眼痛、充血或者干涩这类的症状，只要详细问清楚患者相关症状靠近视野的哪个角落，就比较容易锁定该角落所对应的阳经作为起手的应验对象。根据病位在左——实证为寒、湿、瘀，虚证为血虚、阴虚；病位在右——实证为气、火、郁，虚证为气虚、阳虚的病机取向去选择相关的应验经－穴，再配合对经平之查对应的阴经，筛选病机的过程其实非常顺利。那么说到这个患者，手足三阳经分布在患者眼睛的四周六个方位，要问清楚患者眼干不适或者眼屎最集中的区域就能明白最高度可疑受病的经脉是哪里了。结果患者是内眼角和上眼睑一区的不适感最突出，那么我们就从内眼角和上眼皮涉及的膀胱经、胆经、大肠经先入手。

诊治的路线：①选定当下可以评估症状的应验标的主症——视物模糊；②根据患者左侧发病重、体胖、易疲劳的提示，可能存在寒湿入侵，气虚水停为主的病机，而且受病经络主要影响的可能是膀胱经、胆经和大肠经；③应验路径，先查经看高敏压痛评分，来预判最可疑的受病经，从而入手应验，如果评分不高，要考虑气虚或者血虚的可能性，同时参考水饮湿停，要针对相关合穴给予补泻应验；④最后根据阳经应验结果选取相应的阴经穴位对经平之。

先经络诊查，评分如下：所有阳经敏化均很低，没有压痛！

查经结果解析：对这个所有经脉均低敏化的情况，不要感到意外。慢性病久病的老年患者，全身营气不足是很常见的。这时候，咱们对阳经的应验可以直接跳过泻阳经，参考上述合穴和原穴的补法是有效的应对办法。

应验治疗：以视物改善眼睛舒适为应验标的。

泻左委中，无效。

补左委中，无效。

补右委中，好转 10%。

补右阴谷，不明显。

补右阳陵泉，好转 70%。

补右曲泉，好转 90%。

因症状已大幅改善，大肠经跳过，结束应验治疗。

应验思路解析：

泻左委中、泻左侧委中，排除膀胱经的湿邪，无效。

补左委中、补左侧委中，补膀胱经血虚，无效。

补右委中、补膀胱经气以化湿祛水，好转 10%。

补右阴谷、补肾经气虚化湿祛水，改善不明显。

补右阳陵泉、补胆经气化湿祛水，好转 70%。

补右曲泉、补肝气化湿祛水，好转 90%，眼睛湿润、干涩不适感也大大改善。

精准辨证：气虚水湿阻于少阳。

精准治疗：针灸选穴，手法逆时针揉补右侧曲泉、右侧阳陵泉穴，早晚各 150 次，配合艾灸，每日半小时。坚持 1 周，回报结果。

治疗回访：患者坚持治疗 1 周后，复查眼压已经恢复正常，眼睛充血、干涩消失。

───────────── 小 结 ─────────────

　　患者双侧发病，左侧大于右侧，这个特点往往提示一个和左右两侧病机都能对接的病理状态，我的认知里大概有气虚＋湿和阴血虚＋气阳虚这两类；诊断治疗的策略就是通过对合穴的补泻处理来完成鉴别的。该病例从病史和患者刻下症中提炼出来水湿、气虚，病在太阳、少阳或者阳明大肠经的内容，可以立即转化成对相应的膀胱经和胆经合穴灵活的筛查完成了精准辨证。另外，对于查经不应的病例的应验治疗处理，很考验医生的应变能力。这个病例里补泻合穴的思路，值得借鉴。

三、阳明经病

（一）阳明经病总论

阳明经病指的是足阳明胃经或者手阳明大肠经受病，导致该经脉气血循行及功能失调，从而在其经络系统各个层次和区域出现病症的证候。胃经和大肠经受病有共性也有个性，二者虽同属阳明经，但因为五行属性和气化功能不同，它们有各自的病理个性特点。

1. 胃经

胃五行属土，通于湿气，与脾相表里，和寒湿邪入侵关系最紧密。胃经实证，左侧敏化提示寒湿为主的邪气，右侧敏化提示化热。胃经虚证在现代人的饮食习惯和生活作息的"蹂躏"下，几乎是十有七八的存在现象。加上太阴脾经与阳明胃经互为表里，其经气相通，当代人脾气血虚者比例很高，阳明经的气血自然也是不足为多。遇到气血虚的患者身上的阳明经受病时，本应"多气多血"的阳明经敏化就很有可能呈现敏化压痛不应。所以当遇到胃经敏化压痛度低，但关联症状明显的时候，一定要考虑脾胃气血虚的潜在病机。其中，发病涉及左侧，但胃经敏化弱的要考虑胃经血不足；发病涉及右侧，但胃经敏化弱的要考虑胃经气不足。另外还要注意的是，胃经上的痰证诊断特定专穴丰隆也会因为胃经气血虚而敏化减退。

2. 大肠经

大肠五行属金，通于燥气，与肺相表里，故受邪后容易从燥性而热化。同时因为与胃经前后连通，也可从胃经接受传来的寒湿邪气。所以临床上常常会见到大肠经也有左右敏化、既寒又热的现象。例如，曲池右侧热化（右侧高敏），但合谷左侧寒化（左侧高敏），因为合谷靠近指端，是处在大肠经循行路径上的较浅位置，提示邪气深入的层次较浅，而曲池较深，这是反映寒邪在外、热邪在里的"寒包火"状态。相反，如果是曲池寒化（左侧高敏），合谷热化（右侧高敏），则是先有风寒（湿）入袭，后有风热新感。正常阳明大肠经也是多气多血之经，和胃经的状态很相似，现代人的体质状态决定了临床上很多病理态的大肠经表现为缺气少血，而呈现明显的合谷穴或者曲池穴虚空，压痛敏化则减退。寻真疗法特有的左右定阴阳虚实的理论，能帮助我们高效判断该经的气血虚实状态。

（二）阳明经病主症

1. 阳明经病经症

阳明经病经症是指沿着阳明胃经和大肠经的经脉及经筋、皮部、经别络脉等结构的分布路径上，出现的各种临床表现。涉及区域为胃经和大肠经覆盖的面部鼻翼两侧、目下及下颌角、唇周、前额和额角以及整个前发际线一带；同时包括下颌关节、颈前过缺盆、沿胸前乳中线至腹直肌外缘一带，再往下至耻骨和腹股沟，进而到下肢前侧和膝盖内外侧及小腿前侧和足背到足第2、第3、第4趾间这些胃经分布区域，以及上肢大肠经分布到肩前上臂及前臂的前外侧和大拇指及食指的指尖的区域。另有阳明经的经别等支线结构分布到口腔和舌、牙龈与牙槽、咽喉食管，以及并入胸腔和心、肺、心包相连，在腹腔和脾、肝、肾连通；胃经的经筋还分布到绕行至后背脾胃俞水平线并和脊连接；大肠经的经筋还分布至上背部夹脊到肩后的大片三角区域。根据阳明经分布的特点，临床常见的可能涉及阳明经病的经症概况如下。

（1）头：涉及头角发际线区域、前额或鼻窦区域、下颌一带的感觉和功能异常症状，例如鼻窦炎、鼻炎、过敏，以及头痛、头蒙、眩晕等。

（2）目：涉及内眼角、下眼睑区域及眼睛的感觉和功能异常症状，例如面肌痉挛、眼睑炎、下眼睑肿、干眼症、多泪症、视力视野异常等。

（3）鼻：涉及鼻内及鼻周区域的感觉和功能异常症状，例如鼻塞、嗅觉或者味觉异常、鼻流涕或者鼻衄、鼻疮等。

（4）唇口：涉及嘴唇周围及口腔内部及舌、唾液腺等部位和器官的感觉和功能异常症状，包括唇炎、唇干脱皮、麻痹，或者口眼歪斜、口腔溃疡、舌炎、牙周病、牙槽病、腮腺病等。

（5）面部：涉及面部鼻周、唇周、下巴、颧颌及头角和前额全域的感觉与功能异常症状，例如面肌痉挛、面神经麻痹、面部皮肤病（痤疮、酒渣鼻、玫瑰糠疹、红斑狼疮等），也可引发下颌关节紊乱、耳鸣、磨牙、三叉神经痛等。

（6）咽喉部：涉及咽喉部位的感觉和功能异常症状，例如咽喉炎或异物感、咽干、失音等。

（7）颈胸乳部：涉及颈前部和以乳中线为中心的胸部以及乳腺一带的感觉和功能异常症状，例如甲状腺病、淋巴病变、前胸痛、肋间神经痛、肋软骨炎、乳腺病、乳汁分泌异常等。

（8）腹部：涉及腹壁表面以及腹腔内部脏器的感觉和功能异常症状，包括腹部疼痛、疝气、妇科及男科生殖器相关病变等。

（9）腰背部：胃经和大肠经的主经脉虽不过腰背，但大肠经有经筋支脉"夹脊"（尤其是上背部的脊柱），胃经的经筋呈带状绕中背部系于脊柱，故对于上背与中背部的疼痛或者功能、感觉异常，也都有参病的机会。

（10）下肢：涉及胃经循行经过的大小腿前侧面以及足背部延伸到足2、3、4趾的感觉和功能异常症状，例如大腿疼痛或肌肉瞤动震颤、脚痛、足弓痛、扁平足，或涉及2、3、4趾的疼痛或神经炎麻痹症等。

（11）上肢：涉及大肠经过的上肢肩臂，手部1～3指为主的感觉与功能异常症状，例如，肩关节炎、肩凝症、肱骨外上髁炎、腱鞘炎或神经炎、麻痹症等。

2. 阳明经病气化症

根据阳明经受邪的性质不同，阳明经病气化症可以分成寒湿性和热性的两类气化症。

寒湿性的气化症包括寒性症和湿性症。

寒性症：怕冷恶寒、不喜冷饮。

湿性症：疲乏身重困倦、脑雾、头重如裹、口黏口干但不喜饮或饮则口干反甚。

时间特异性：症状多数于晨起9点之前加重，或者疲乏身困于晨9点前发作最突出。

舌脉象：舌苔白腻，脉浮滑，或因合并气虚而表现为脉浮软濡。

热性的气化症包括以下三类。

（1）阳明气分的热性症：指阳明气分热的"四大症"，大热、大渴（渴而喜饮）、大汗、脉洪大，即为阳明热性气化症的典型症状。临床上如见到四大症中2个以上的相关症状，就要正视阳明气分热病机的可疑存在。

（2）阳明胃热症：阳明热伤津引发的临床表现，会表现为口干、咽痛咽干、大便干、小便黄，另外胃口食欲大、易饥善渴；舌脉象为舌红苔干，色黄或黄白相间，脉浮滑数，甚者洪大有力。

（3）其他：阳明热性属阳，故症状一般白天重，晚上轻或者基本不发作，例如皮疹，一般是颜色鲜红，发热，白天痒甚于晚上。阳明外感咳嗽者，也是白天咳嗽重，晚上轻；另外，胃经的经别络心，故阳明热沿经别上扰心神，在热症极端情况下可以导致精神神志的异常，例如神昏、躁狂等。

3. 阳明经腑症

阳明经腑症即邪气入侵阳明胃经、大肠经后引发胃及大肠腑及其他关联脏腑的功能失调而出现的证候。症状包括胃症和大肠症两类。

胃症：胃痛、恶心、呕吐、反酸、烧心、易饥善渴等。

大肠症：便秘或者腹泻（偏寒者味不重，偏热者味臭）、腹痛，甚则便血、黏液便等。

📁 病案

十二经病辨证：阳明经病

患者： 中年男性，57 岁。

初诊日期： 2024 年 5 月 14 日。

主诉： 疲乏及双上肢、双髋以下肌肉疼痛、活动受限 9 周。

问诊： 此病例为一远程的快速诊疗病例。患者 9 周前无明显诱因的情况下，突发双上肢疼痛不能上举，髋关节沉重，同时大腿肌肉僵紧，动辄作痛，膝关节肿胀，无法屈曲，导致简单的迈步走和下蹲均严重受限。上下肢的情况，均是右侧重于左侧。同时伴有极度疲乏，精神不振。患者本人平素身体健康，有规律的良好锻炼习惯。病情发作突然，令患者感到很沮丧。兼症包括晨僵，怕冷，胃纳减少，胃口不开，大便间日一行，偏硬。睡眠因身体疼痛僵硬的影响而频醒，睡得不安稳。西医诊断为"多发性肌痛"。

寻真查经诊治思路分析： 这个患者的发病情形非常符合阳经病的发病规律特征，即隐性发病，来势急凶；从发病部位来看，双髋、大腿及双肩上臂都涉及主要的阳经。从发病症状上找线索，晨僵，怕冷（阳经气化症），胃纳减少，大便间日一行、偏硬（阳经腑症），可能和阳明和少阳经的风寒湿关系最密切。另外，患者症状右侧重于左侧，则提示阳经发病的症情下，或者存在气虚或气郁的营气病隐忧。需要在泻阳经的同时不要忘记对经平之补阴经的气，甚至补阳经的气和祛湿等的应验。应验路线的安排，可以先在各经查经评分，初步辨证可能涉及的阳经、阴经的状态，尤其注意是否有气虚和湿阻的情况。然后以阳经＋对经平之的顺序，按阳明－少阳－太阳的先后次序走应验程序。

经络诊查，评分如下：

阳经（敏化突出者）：胃经陷谷 R 9/10；胆经足临泣 L 8/10；大肠经曲池 L 8/10。

阴经：肝经太冲 L 8/10；肺经尺泽 L 8 ～ 9/10；心经少海 L=R 7/10。

二级病机：（－），下肢阴陵泉和踝以下均泡肿突出。

查经结果解析：从查经结果来看，目前病情主要影响了阳明和少阳经，为风寒湿闭阻；下肢肿说明湿重，但阴陵泉敏化却不高，说明有突出的脾气虚；肝肺心经的敏化提示肺阴虚、肝气郁结、心阴虚。至于和上下肢疼痛与活动功能受限的具体病机关系，则需要在应验治疗的筛查中逐渐理清。

应验治疗：以上肢上举和下肢下蹲功能改善为应验标的。

泻右陷谷，改善不明显。

补右冲阳，改善不明显。

补右足三里，上臂＋下肢蹲下站起有改善，50%。

补右太白，改善不明显。

补右阴陵泉，下蹲好转，80%。

补右合谷，上肢上举有改善，70%。

补右曲池，上举改善，90%。

应验思路解析：

第一步　泻胃经高敏点为筛查阳明胃经风寒阻塞的病机，改善不明显，即病机不关联。

第二～三步　补胃经右侧合穴足三里为筛查阳明胃经气虚夹湿的病机，改善50%，即胃经气虚夹湿是关联病机。

第四～五步　补右侧脾经合穴阴陵泉为筛查对经平之，脾气虚夹湿的病机，改善80%，即脾虚夹湿是关联病机。

第六～七步　补大肠经右侧合穴曲池为筛查阳明大肠经气虚夹湿的病机，改善90%，即大肠经气虚夹湿是关联病机。

至此，上下肢疼痛与活动受限的主导病机已非常清楚，为阳明经气虚合风寒湿郁闭。美中不足的是，当时因为时间紧凑，没有追查是否有胆经、膀胱经气虚夹湿等其他经病机的参与。

精准辨证：①风寒湿邪互结，阻于阳明少阳，合并气虚；②脾虚夹湿。

精准治疗： 针灸选穴，右侧阴陵泉、右侧尺泽、右侧曲池、右侧足三里，建议患者自己早晚各逆时针揉150次。

治疗回访： 患者4日后回报，肌肉疼痛与身体疲累、精神不振合便秘等情况均有明显好转。因初诊时未能就胆经和膀胱经的涉病成分做深入探查，故嘱患者如果近期内病情反复，需要尽快来面诊，以便更全面治疗该症。果然，患者在1周后，疼痛再加重，经面诊查经应验后发现，其阳明经的病机得到了很好的控制，但是膀胱经气虚夹湿凸显，故给予补右太溪、右委中，补中脘、关元的治疗后，症情进一步好转。

小 结

本病例能在极短的诊疗时间里完成高效筛查病机并精准获效，是抓住了阳经病诊断的三要素：①阳经病三大主症之一，本例中，阳明经的经症和腑症均有显示；②关联阳经的敏化，以及对于右侧发病可能涉及气虚或者气虚夹湿的高度觉察；③对涉病经脉的成功应验治疗策略，尤其是对气虚和水湿病机的原合穴补泻的灵活运用，让看似复杂，涉病范围很广的病症，在瞬间就获得了疗效。

另外，这一病例的诊治过程也很好地反映了病症经过寻真治疗后的典型正向表现，即在处理了最突出矛盾的病机后，"次级病机"必然会在后续的过程中凸显，这也是机体自我排病的良性反应。对"次级病机凸显"现象的认识，是寻真疗法诊疗思路中非常重视的内容。寻真疗法对针灸经－穴治疗刺激后的身体反应高度重视，是因为其认识到治疗后的任何身体反应都是机体疗愈的现象，可以通过对治疗后身体反应的分析，寻找下一步治疗的线索。寻真疗法有一句很形象的口号——"永远不扎无效的针"，是因为我们确信寻真疗法每次只针对有效的经脉、穴位进行治疗，就会激发身体内在的疗愈变化，这些变化会直接在接下来的诊查中反映到明显经脉敏化以及身体症状的因应改变。所以，如果对某一个病症的治疗守方 3 次以上不变，是寻真疗法的实践中不可想象的，因为那几乎可以判定这个治疗方法和方向是错的、无效的。这也是寻真疗法与当代针灸以经验配穴守方治疗诊疗思路的很大不同之处。

四、太阴经病

（一）太阴经病总论

太阴经病指的是足太阴脾经或者手太阴肺经受病，导致该经脉气血循行及功能失调，从而在其经络系统各个层次和区域出现病症的证候。脾经属土，肺经属金，二者五行属性和气化功能不同，二者有各自的病理特点，也有功能上的交叉。

1. 脾经

脾为后天之本，五行属土，主水谷运化输布、升清固摄，如脾气虚中焦弱，则上下斡旋失机，也会导致升降出入不利，水湿泛溢，痰浊滋生，血不归脉，而成水肿、便溏、疲乏、脏器下垂、出血淋漓等，这些既有涉及脾经循行路线上也包含有全身性的各种变症。作为主要的阴经，脾经营气病对全身功能的影响更为深远。脾为气血生化之源，脾气虚是绝大多数脾经病的总纲。所以凡是病发于右侧的慢性病症，都可以补脾气（即补右太白）尝试应验助效。因脾虚而生湿，因湿属阴，一般偏向左侧发病，只要看到明显湿象的舌、脉、经络或身体症状，对脾经合穴阴陵泉进行补泻应验，能有效地分辨出湿与脾气虚的程度差异。血为气之母，气为血之帅，气血互生互助，气虚日久损血，血虚日久耗气，脾经的血虚虽然不是脾经病的主导证型，但是在脾经的血海穴的虚空度上能明显体会到脾经血虚的状态。另外，脾主摄血，因脾虚导致的出血淋漓不止，补右侧的血海能快速取效，就是从补脾气摄血的思路来的。

2. 肺经

肺为娇脏，五行属金，易化燥伤阴，但同时肺又为水之上源，通过肺的宣发肃降参与水液代谢的运行，与脾的中焦水谷之会、肾的水之下源相互作用。一旦肺经受病，影响肺脏的宣发肃降功能，就会产生痰湿饮这类的水液代谢废物，从而进一步影响肺的呼吸功能。所以在探讨痰湿水饮这类病机时，除了阴陵泉、丰隆这两个主管水湿痰饮的诊断穴位外，肺经合穴尺泽和肾经合穴阴谷也均是需要诊查的目标。另外，尺泽穴还是反映肺阴虚的穴位，对于肺功能失调涉及的咳喘等病症阴虚或是痰饮病机，对左右侧尺泽穴的补、泻应验比较就是其中关键的鉴别步骤。

同属太阴的脾经和肺经，在病机病理的发展中呈现联动关系。其中在外感病的发病过程中，寒湿这类阴性的邪气首先多侵犯在下半身偏阴位的足阳明胃经，并进而传入其对经足太阴脾经，再通过经脉同气相应的规律分别蔓延到手阳明大肠和手太阴肺经。这样的发病过程在新冠疫情大流行中是很常见的现象，即患者先出现食欲下降、腹泻呕吐等太阴阳明寒湿的情况，然后才逐渐蔓延到肺，出现痰咳喘呼吸不畅的症状。而风热一类的邪气入侵，则首先影响的是属上部阳位的手阳明大肠经，并进而传入其对经手太阴肺经，当肺因热灼阴伤液之下，也会反噬脾胃之阴。那么在内伤病机中，脾肺之间除了上述的痰饮湿病机上的交会外，还有作为脏腑五行间的关系互动做指导，脾肺由母病及子，或者子盗母气都是常见的临床现象。

（二）太阴经病主症

我们接下来要讨论各阴经病的主症，阴经发病涉及营气病的层次更深，与内在的气血阴阳物质的生成代谢气化运行有更密切的联系。所以，除了诊查经症外，阴经病更着重研究各六阴经脏涉及的全身气化及对应的功能失调症。因为阴经的气化与脏的功能涉及的面基本重合，所以我们把气化症与脏症联合在一起讨论，并进一步细分成气、血、阴、阳的虚实症来详细解读，以帮助我们更好地理解它们并有效指导精准辨证。

太阴脾经病主症

1. 脾经病经症

脾经病经症是沿着脾经的经脉及经筋、皮部以及经别络脉等结构的分布路径上，出现的各种临床表现。涉及的区域包括体表的足大趾内侧沿足弓赤白肉际过踝前到小腿内侧胫骨沿后的凹陷，上行经内膝眼到大腿内侧，至腹股沟连阴器（生殖器）再沿腹外侧上行，过胸外侧乳旁，散各络脉及经筋于各肋间。体内分布包括肚脐一周及腹腔各脏器，另食管、口腔、舌、咽均有脾经布散。临床常见的脾经病经症概括如下。

（1）头面部：涉及脾经的经别连通到的舌、咽、口腔的感觉及功能异常症状，例如舌肿、舌和口腔溃疡、唾液腺异常，包括口舌干或唾液分泌过多，以及咽喉痛或异物感等。

（2）胸部：涉及胸部腋前线内外区域的感觉和功能异常症状。例如乳腺病，尤其是乳中线外侧为主的乳腺异常，以及沿着肋间分布的各种胸痛，包括肋间神经痛或肋软骨炎，以及与食管关联的各种症状，如噎膈、泛酸、食管烧灼、疼痛等。

（3）腹部：涉及腹部脾经及经筋分布区表面和腹腔内器官等感觉和功能异常症状。例如与消化系统关联的各种症状，包括腹痛、腹胀、疝气，以及下腹部的下阴部疼痛、炎症、肿物等。

（4）下肢：涉及下肢沿脾经及经筋分布区域的感觉和功能异常症状。例如坐骨神经大腿内侧分支受压引发的脾经一线区域的疼痛、内膝痛、大趾外翻、靠近大趾侧的足底筋膜炎等。

2. 脾经病气化症及脏症

参考脾的气机功能和五行属性在身体气血阴阳的代谢中的作用，我们最常观察到的脾经的脏症和气化症包括如下几个内容。

（1）脾气虚：涉及脾气虚导致的水谷运化输布异常，气血生化不足，以及升清固摄功能的乏力等相关功能失调后表现出来的各种症状，包括以下几个方面。

1）消化功能减退：胃/腹胀、胃/腹痛，疲乏劳累或空腹后加重，胃口减退，大便软或烂但一般不臭，排便无力或者便意缺乏的便秘。

2）水液代谢异常：下肢水肿、舌胖大、边齿痕或虚肿（喝水都会胖）。

3）气血生化不足：疲乏、面色萎黄（湿重）或㿠白（气血不足）、消瘦（吸收不良，吃不胖）。

4）升清固摄失调：头目不清、脑雾、注意力不集中，尤其是空腹或者久思之后加重。各种出血症，特点是来势缓，淋漓不尽，点滴渗漏为主，尤其是体质弱，疲劳后加重的。还有各种疝气、脏器下垂、肌肉脱垂、内痔脱坠、椎间盘脱出等也都可包含在此范围内，尤其注意是与疲劳、久站后加重密切相关者。

5）其他：脾主肌肉，脾开窍于口，故肌肉萎缩无力、口炎、溃疡、干燥症的口干等都可以是脾气虚的关联病症。另外，每天早上9～11点反复发作的病症，也多由脾气虚参与发作。脾主意，脾气虚则犹豫不决，执行力差，注意力不集中，记性差。

（2）脾阳虚：脾阳虚可以是脾气虚的重度升级版，一般解读是，脾气虚诸症＋更严重的浮肿、怕冷、大便溏烂、夹不消化物。

（3）脾阴实（脾湿）：脾阴实即为脾的寒湿，多数脾湿的身后都有脾气虚的阴影，但是如果因为这样就随意地混淆脾气虚与脾湿的诊断就大错特错了。脾湿是实证，主要由内生或外来的寒湿之邪滞留脾经而成，并借此流溢于全身，尤其是消化系统，其表现为以下两个方面。

1）消化道湿症：大便不成形，味道稍重，和单纯脾气虚脾阳虚所致的溏烂而不臭的大便是有区别的。

2）身湿症：身重困乏，晨起尤甚，遍身泡肿感，关节肿胀，舌体胖大、舌苔腻。

📁 病案

十二经病辨证：脾经病

患者：中年女性，48岁。

初诊时间： 2024 年 5 月 20 日。

主诉： 双眼视力弱 40 年，视物模糊、眼干加重 1 年。

问诊： 患者自小学开始就逐渐出现视力减退现象，经查诊断为"视神经萎缩"，因为视力减退的情况时好时坏，没有给予足够的重视，40 年来没有特别治疗，尚能勉强对付。直到去年初开始，患者的视力减退情况明显加重，经常视物模糊，同时伴有眼干、眼涩，用眼时间长以后，眼睛疲劳，视力更差。同时经前及行经期，伴有经前暴躁，月经量也大，同时眼干及视力状态更差，畏强光。目前接近更年期，月经 2 ～ 3 个月来一次。经前大便偏干。身上皮肤容易瘀青。目前西医初步诊断是"黄斑病变"，没有特别好的治疗办法。

舌诊： 舌边红嫩，草莓点，心肝区凹陷，脾肾区深凹平，苔白腻带黄，满布舌面。舌下络右侧粗长大于左侧。

寻真查经诊疗思路分析： 患者的主症是眼干及视物模糊。有多年的"视神经萎缩"病史，目前还兼有"黄斑病变"。虽然眼科病较为复杂，撇开西医的病名，我们对眼病的寻真思路，完全是可以通过主症发病部位的关联经络来寻找治疗突破点的。既然是眼球病变，那么眼睛周围及通往眼球后，即眼底的经脉都应该成为诊查的重点，手足三阳经、肝肾经、心经都有经别等结构连接眼部。另外，脾主升清，对于头面五官孔窍的功能维持均有重要的作用。患者的病史中既有 40 年的慢性病史也有 1 年的亚急性新发病史。所以应该是一个阳经卫气病合并阴经营气病同病的状态。病史的几个关键信息协助我们锁定应验治疗的入手点：①女性更年期，月经量大，经前及经期中视力下降与眼干，提示血虚、阴虚，经前暴躁，大便干提示肝郁肝火；②身上皮肤容易瘀青，提示脾气虚。

诊治的路线： ①先查经评分各阳经、阴经，初步分析阳经卫气病的受邪状态，同时对阴经气虚、血虚、阴虚、气郁、水湿饮邪的各种状态有一个大致了解；②根据查经结果，从阳经—对经平之—二级病机程序的思路入手，逐个筛查涉病经络。本病例重点在于对当下主症的应验标的改善的对比，尤其注意气虚发病，合并湿邪、阴血虚可能涉及的合穴、原穴的应验鉴别。

先经络诊查，评分如下。

阳经：膀胱经申脉 R 9/10；大肠经曲池 L=R 10/10。

阴经：肝经太冲 R 9/10，曲泉（++）L 8/10；肾经照海 R 9～10/10，阴谷 L=R 10/10；肺经尺泽 L=R 10/10；心经少海 R 10/10；心包经曲泽 R 9/10。

二经病机：阴陵泉 L 9/10；血海 R（+）。

查经结果解析：从查经评分的结果看，患者目前明显表现为：①太阳阳明经风寒化热；②肝阴血虚，肝气郁结化热，肾、肺、心、心包阴虚火旺；③脾气血虚。这个结果很容易和患者目前主要的眼干、视物模糊和经前诸症状对应上，似乎是一个很直截了当的病案。当然最后诊断还是要以应验治疗的诊断结论为依据。从高敏化的阳经入手，当是本例应验治疗的起手式。

应验治疗：以双眼视物清晰度和眼的湿润舒适度改善为标的。（在实际应验过程中，因为患者营气不足，视物模糊的改善仅在应验揉按的当下，症状有改善，停手后，症状即复原，故以揉按当下穴位的改善力度，以+号的数目反映疗效强度为记录方式）

膀胱经：泻右申脉穴，补泻左右委中穴，改善度均为 0。

肾经：泻右然谷优于其他穴位补泻，改善度（++）。

肝经：补左侧太冲优于泻右太冲及补左曲泉，改善度（+++）。

大肠经：补泻右侧曲池，改善度 0。

肺经：补右太渊，优于肺经其余穴位，改善度 +，泻尺泽，阴陵泉改善度不显。

脾经（及二级病机）：补右太白，优于补泻阴陵泉、三阴交、血海等穴，改善度最好（++++）。

至此，眼睛湿润有 9 成好转。考虑到营气弱，没有进一步对低敏化的其他经脉进行筛选应验。先集中针对当下突出的病机给予治疗。

应验思路解析：

第一步 泻膀胱经高敏点右申脉、委中等，为筛查膀胱经风寒外侵，或者合并阴血虚及湿饮等的病机，改善度不显，为0。

第二步 泻肾经右侧荥穴、然谷穴，为筛查肾阴虚火旺的病机，改善度中等（++）。

第三步 补肝经输穴左侧太冲，为筛查肝阴血虚并肝郁的病机，改善度良好（+++）。

第四步 补泻大肠经合穴右侧曲池穴，为筛查大肠经水饮或合并气虚湿阻的病机，改善度不显，为0。

第五步 补右原穴太渊，为肺气虚病机，改善度一般（+），而泻尺泽及阴陵泉均是筛查湿邪水饮病机，改善度不显，为0。

第六步 补脾经原穴太白，是筛查脾气虚病机，改善度最好（++++）。

由此可见，脾气虚是最大的病机因素，其次是血虚肝郁，并肾阴虚火旺，最后是肺气虚。至于高敏的阳经，它们目前参与视物模糊病机的贡献度较低。

精准辨证：从应验治疗的目前结果可以得出，当下眼症的主导病机是：①脾气虚；②肝阴血虚+肝气郁结；③肾阴虚火旺。

精准治疗：

（1）针灸选穴：印堂导气至眼周；补双太白，补左太冲，泻右然谷。

（2）中药治疗：给予益气聪明汤+杞菊地黄汤加减。

治疗后回访反馈：针刺完患者视力明显好转，眼睛湿润舒适。治疗后1周，眼睛疲劳、眼干等大为改善，视物模糊也比治疗前改善了五成。

—————————— 小 结 ——————————

本病案有意思的地方是，患者先后出现了两种不同的眼科病症。而临床表现各种症状以及敏化压痛评分等都似乎和肝肾阴虚的病机相当契合。如果从常规中医辨证的角度出发辨治该症，很少会直接发现脾气虚是这里面的"黑马"。这个病例就提供了一个典型的反传统思路的辨证角度并取得了优异的效果，体现出寻真疗法的辨证思路，虽脱胎于经典，但跳出了当代中医的惯性思维，为我们在临床辨治疑难杂症提供了精、准、效、验的抓手。该病例成功的关键，仍然是紧紧围绕十二经辨治的三大条件：①阴阳经病临床症状分类的三大类症之一；②穴位敏化；③应验有效。

太阴肺经病主症

1. 肺经病经症

肺经病经症是指沿着肺经的经脉及经筋、皮部、经别、络脉等结构的分布路径上出现的各种临床表现。涉及的区域包括体表的上肢大拇指及食指沿线上行，过大鱼际，行经手腕桡侧，过肘及肩前部，并广泛分布于整个前胸部到达季肋下。体内分布，则直接与胃口、大肠及膈和肺脏、咽喉及鼻相连。临床常见的肺经病经症概括如下。

（1）胃肠道：肺经起于中焦即胃之上口，并有分支下连大肠，所以症状可表现为胃痛、胃胀、泛酸、便秘、腹泻等，这一类症状是很多临床大夫容易忽略的。

（2）呼吸道/膈：肺经病的经症引发的呼吸功能异常，是因肺经及经筋的异常导致胸廓和膈的活动受限而产生的呼吸功能异常，表现为呼气及吸气功能将同时受限（主要是因为呼气和吸气运动时，因肺经经筋受限而影响胸廓牵拉运动的灵活度），这是胸－膈功能受病的特征表现。

（3）前胸：涉及肺经筋分布到整个胸大肌下的整个前胸部胸廓，这个区域的感觉和功能异常症状，例如胸肌、胸廓疼痛，肋软骨炎，以及乳腺病，包括乳腺增生、乳腺癌等。

（4）上肢：涉及肺经走行区的肩前部，手臂内侧面桡骨侧，以及包括中、食、拇指此三个手指的感觉及功能异常症状，例如肩、肘、腕、指各处的关节炎，以及神经炎、手指麻木、扳机指、腕管综合征等。

（5）其他：肺经分支上达声带、咽喉、鼻，故这些区域的感觉功能异常症状也相关，例如咽喉痛、咽炎、扁桃体炎、鼻炎、腺样体肥大、花粉过敏、鼻疗、声带炎、声带增生等。

2. 肺经病气化及脏症

参考肺的气机功能和五行属性在身体气血阴阳的代谢中的作用，我们最常观察到的肺经的脏症和气化症包括如下几个内容。

（1）肺气虚：涉及肺气虚导致的肺气功能不足引发的呼吸功能异常，同时宣发肃降功能出现异常，水液输布无法通过宣降的运行顺利流通，另包括肺主皮毛，通窍于鼻功能不足后表现出来的各种症状，概括如下。

1）呼吸功能异常：动则气短、懒言、声低无力，多语久言后加重，咳嗽、气促、喘以声低气弱为特征。

2）体液宣降异常：出汗异常多为自汗、咳喘痰多、胸中痰鸣但咳痰无力、小便不利或肿、大便不利以解便不畅无力感为主。

3）其他：鼻塞流涕、清涕不止、见风作咳作喘作嚏，或经常恶寒感冒频发。

（2）肺气郁：涉及肺气郁结导致的呼吸宣发肃降功能受扰而出现的相关临床症状。包括：胸闷胸胀憋喘、呼吸不利、频频作咳、咳嗽声高气盛，但是咳痰不畅、明显的呼气困难，或可伴有大便实便秘，解出难。

（3）肺热：涉及肺热导致的呼吸，宣发肃降，以及皮毛和鼻窍等诸方面的临床症状，概括为以下几点。

1）呼吸功能异常：有力剧烈的咳嗽伴有发热或者咽痛、咳黏稠黄痰及口渴等诸症，以白天发病为显，或有咯血，来势较猛。

2）肠道：大便干硬，便秘，甚者便血。

3）其他：肺主皮毛，因肺热而引发的或倾向于全身泛发，或以面部鼻周以及上臂肺经分布区的皮肤疾患，皮疹鲜红，炎症红肿或者瘙痒白天为主。肺开窍于鼻，鼻痛、鼻衄、鼻渊（鼻窦炎）排黄稠臭味鼻涕分泌物等。

（4）肺阴虚：涉及肺阴虚导致的呼吸道，以及皮毛和鼻窍等诸方面因失于肺阴润养而表现的临床症状，概括为以下两方面。

1）呼吸道：鼻－咽－喉干燥、干咳无痰，甚者咳痰带血，血势一般不猛，或干咳伴颧红、午后潮热等。

2）其他：皮肤干、脱屑，甚则毛发脱落。

（5）肺阴实（痰饮）、肺痰湿：涉及肺痰饮阻滞导致的呼吸、宣发肃降，以及皮、鼻窍等诸方面的临床症状，概括为以下两方面。

1）寒性痰湿饮：呼吸咳喘不利伴胸闷喘憋、气管或者咽喉突出的痰鸣音、咳吐清稀白的痰饮，易咳出，也可伴有鼻塞清涕不止；或者上半身为主的浮肿、泡肿；寒湿饮阻肺者，喜少量热饮则症状或可稍有缓解，但量多则会加重。

2）热性痰湿饮：呼吸咳喘不利、胸闷憋喘更重伴有大量的夹黄或夹绿的黏稠痰；咳痰因多与肺气郁闭合并而排出不畅，并以呼出困难为主；热痰阻肺者，口干喜冷饮，但服冷饮后，症状不缓解。

病 案

十二经病辨证：肺经病

患者：男性，72岁。

初诊时间：2023年7月15日。

主诉：肺癌靶向治疗后胸背痛3个月。

问诊：患者6个月前例行健康检查时发现肺癌并脑转移，随后即展开靶向生物疗法，肺部癌症情况得到控制，但是身体不适逐渐显现，其中最困扰他的是左侧前胸乳中线附近连及侧胸部及中上后背区域疼痛，夜不能寐。不论是静止、活动和呼吸时均酸重作痛，但是又无法具体定位疼痛的位点，胸部整体感觉不适。体乏倦怠，精神不振，另胃纳减退，体重也快速下降。因为这些症状快速恶化，患者感到非常焦虑惊恐。

脉诊：右脉浮取滑数，中取寸关弱，尺弦有力，沉取尺细滑数；左脉浮取细弦滑，中取寸关弦尺滑，沉取弱。

舌诊：舌下色淡红嫩，舌下络右侧粗，左侧细；舌面左侧舌体窄于右侧并满布细裂纹。

寻真查经诊疗思路分析：首先抓住主症的胸背痛，定位可能的受病经络，因为在乳中线外侧，涉病的可疑经脉将包括胃经、胆经、脾经、肝经、肺经和心包经。另外，肾经在乳中线内侧，心经在乳房下方还有经筋分布，也可能成为第二线的查经应验目标。左侧发病和寒湿外侵或者阴血虚有关。从发病疼痛加重的时间，以及舌脉信息中，我们可以发现较突出的阴血虚的因素，所以，除了泻阳经敏化点，对经平之以外，对相关经脉的合穴补法应验以增强阴血力量也要特别给予关注。另外，寒湿水饮的病机因素，也需要对合穴的泻法应验来筛查。

诊治的路线： ①首先查经评分，尤其关注第一线阳经胃经、胆经，阴经肝经、肺经、脾经、心包经的敏化状态；②应验标的可以选择胸部或背部的压痛点，或者患者自觉的胸部疼痛度为标的，根据评分高低，依照阳经→阴经→二级病机的顺序逐个筛查；③如果上面步骤的改善状态不佳，再从其他第二梯队的经脉及与病机关联性不高的其他经脉入手查；④纳入痰湿、瘀血等二级病机因素进一步筛查。

先经络诊查，评分如下。

阳经：胃经内庭 L=R 8/10；大肠经合谷 L 8/10；胆经侠溪 L=R 7/10；三焦经中渚 L=R 7 ～ 8/10。

阴经：肝经行间 R（7 ～ 8）/10，曲泉 R 7/10，虚空（+++）；肺经尺泽 R 9/10；心包经曲泽 R 8/10；肾经水泉 L 7/10；心经少海 L（8 ～ 9）/10。

二级病机：阴陵泉（++），血海（++）。

查经结果解析： 从上面的查经结果可以大致看出，目前患者的身体状况是，风寒入侵阳明经为主，兼有少阳经受病的外感象，同时存在较突出的与前胸部受病区域密切关联的手三阴经的阴虚化热。要有效地直中主要病机，直接上手应验筛查病位最接近的高敏经脉应该是快车道。所以建议从第一梯队的胃经开始筛查，然后是肺经、心包经、肝经、肾经、心经及胆经等。

应验治疗： 以患者自觉的胸部疼痛减轻度为标的，治疗前疼痛 10/10。

胃经：泻左侧内庭，疼痛减为 8/10。

脾经：补右侧太白，疼痛无改善，补左侧三阴交，疼痛减为 7/10。

肺经：泻左侧尺泽，疼痛无改善，补左侧尺泽，疼痛减为4/10。

心包经：补泻心包经各穴，无改善。

肝经：补泻肝经各穴，无改善。

心经：补泻心经各穴，无改善。

肾经：补左照海，疼痛减为2/10。

胆经、大肠经、三焦经：泻左侧合谷，疼痛减为1/10，余改善不明显。

因疼痛改善度已达到预期目的，故对剩余的经脉及水饮湿及痰瘀的病机没有做进一步筛查。

应验思路解析：

第一步　对高敏第一梯队阳经胃经风寒外侵病机进行筛查，疼痛值降为8/10。

第二步　对经平之，补脾气太白，补脾阴/血三阴交，疼痛值进一步下降至7/10。

第三步　对肺经邪气阻塞和肺阴虚的病机筛查，结果补肺阴有效，疼痛值减为4/10。

第四～六步　对涉病部位有经脉分布的肝经、心包经、心经筛查，改善不明显，可以排除。

第七步　筛查肾经参与度，补肾阴照海穴，疼痛改善降为2/10。

第八步　对其他阳经筛查，泻大肠经高敏点合谷穴，疼痛进一步降为1/10，提示大肠经风寒阻滞也参与了病机。

精准辨证：根据应验治疗的结果得出辨证结论。

（1）肺阴虚。

（2）阳明经风寒入侵，化热。

（3）脾肾阴血虚。

精准治疗：针灸选穴，针刺补左照海，补左尺泽，泻左合谷，泻左内庭，配合逆时针揉补左三阴交100下。

治疗回访：患者针刺治疗后，胸背部疼痛完全消失，精神、体力均明显好转，胃纳也增加，夜痛情况也好转了7成。经过前后1个月1周1次的治疗，所有症状消失，患者体重恢复，精神良好。全身调治7个月后复查，患者的肺部癌灶消失，脑部转移灶已经钙化。

─────────────　小 结　─────────────

　　本病例是以肺癌治疗期间的胸痛症为主诉来求诊的。我们在接诊类似癌症这样的较为棘手的病案时，需要以一种什么样的"姿态"来接手这样的患者，直接决定了我们中医在后续的治疗中如何进退。虽然在中医的传统上也有例如"岩""癥瘕"这类和现代疾病名"癌症"有交叠的病症概念，但总体而言，中医相较于西医学，对癌症这个病的认识还是较为单薄的。客观地说，在现代癌症的治疗中，中医治愈癌症的实践和理论体系都不完整，也不成熟，所以要想中医照搬西医治癌的思想直接和癌症对垒，其实是不占优势的。这个病例的成功之处就在于，不把癌症当癌症，针对身体凸显的当下病理病机，调整身体的失衡，抓住主症反映的肺经、阳明经的虚实状态给予积极的调整。出乎意料地让患者的身体复原，从原来的了无希望，迅速走上了康复的快车道。

五、厥阴经病

（一）厥阴经病总论

　　厥阴经病指的是足厥阴肝经或手厥阴心包经受病，导致该经脉气血循行及功能失调，从而在其经络系统各个层次和区域出现病症的证候。肝经属木，心包经属火，二者五行属性和气化功能不同，它们有各自的病理特点也有功能上的交叉。

1. 肝经

肝为将军之官，五行属木，主气机疏泄，调情志，藏血，"女子以肝为先天"。肝的生理病理的关键词就在"气""血"二字。气行血，血养气，气滞则血不行，血虚则气也会耗散，在肝的各层次发病机理中，血气关系几乎涵盖了所有的问题。肝主气机疏泄是放大到全身的机制，当肝气失调时，就会影响全身的气机运行，在寻真疗法左右分阴阳的辨证体系中，见到右侧发病较突出的病症一般默认是偏气 / 阳方面的功能异常。所以当见到右侧发病者，除了考虑气虚补脾气以外，也要排除是否属于气郁发病，应验太冲帮助疏调肝气是其中重要的鉴别一环。

肝胆相表里，肝主升，胆主降。在病理上，肝经的病变经常会和胆经病变相互联通影响，但是胆经的病变属于外感阳经病，肝经病变属内伤阴经病，二者临床表现上或许有相似之处，例如都可能表现为烦躁易怒，或者焦虑、口苦、目赤眼干等表现，但我们在临床上绝不能把二者病机混淆，否则治疗结果会南辕北辙。

2. 心包经

心包是一个复杂的存在。在当代针灸学里，它虽有物理名和实在的经络结构，但是它却在五行中没有自己独立的位置。因为它是属于心脏的包膜，所以五行上它更接近火性。《黄帝内经》中多处条文提到的心经其实指的是心包经，古人其实是用心包经代替心经来治疗的。但是，随着近代探索的深入，我们发现心包经不仅仅是心经的"替身"，它的功能和病理是复杂的，因为经络和邻近结构等的影响，心包经病是在心、肝、肾各脏病机交叠影响中显化它的存在。心包是心的外相，故心的病机多少都会反映到心包经上，肝和心包同属厥阴，木生火，这把火一旦起来首先烧到的就是心包。心包和肾中命门的元阳通过三焦的通道相连，相火上助心火就是通过命门 – 三焦 – 心包 – 心这个通道达成联接。如果肾中阴虚火旺，相火失制，首先感应到影响的一定是三焦和心包经。很多肾阴虚的病例都有一个较为突出的精神状态就是不管白天状态如何，每到晚上 9 点以后就异常清醒甚至是兴奋得不想睡觉。这其实就是相火过旺，上炎心包三焦的表现。总之，心包独立发病的机会其实不多，多数是感应或者接替了心、肝、肾各脏单独或者联合的病因影响而发生。治疗上需要进一步明确心包病机的初始源头才能做到"治病求本"。另外，从经络的独特性看，心包络下胞宫对子宫的病变如子宫肌瘤或者崩漏这类病变有直接病机影响，遇到相关病症的辨证不妨查查心包经。

（二）厥阴经病主症

厥阴肝经病主症

1. 肝经病经症

肝经病经症是指沿着肝经的经脉及经筋、皮部、经别、络脉等结构的分布路径上出现的各种临床表现。涉及的区域包括体表的大足趾丛毛际沿第一、第二足趾间上至小腿前内侧过膝，经大腿内侧中线至前阴生殖器，循腹股沟上腹侧壁并上胸部络乳头。体内分支过脐，入腹腔连胃、胆等，上胸部连肺、心、心包，另上行过咽喉，连舌本，入口环唇，以及连内外眦，另有颅内分支上出颠顶。临床常见的肝经病经症列举如下。

（1）头面部：涉及肝经走行部位的感觉和功能异常症状，例如颠顶及双颞侧（与对经胆经关联）的头痛头晕、三叉神经痛、面瘫等；另外，肝经入脑出颠顶，故精神神志和脑功能异常的病症，肝经也可能参与。

（2）五官：涉及肝经连属的目、耳、舌、口、咽等五官感觉和功能异常症状，例如目赤、目痒、见风流泪、飞蚊症、黄斑病变、视网膜病变、耳鸣耳聋、耳道渗出、舌痛溃疡、口腔炎、咽痛、梅核气等。

（3）胸腹腔：涉及与肺、心、胃、肠及胁肋肝胆区等关联的感觉和功能异常症状，例如胸闷气短、善太息、心悸怔忡、胃胀胃酸、胃痛、消化不良、腹痛、腹胀、便秘、腹泻、胁肋痛等。

（4）盆腔：涉及与盆腔子宫、膀胱、肠道、外阴及会阴肛门等器官的感觉和功能异常症状，例如痛经、月经不调、小便不利或尿频、肛门痛或肛门痒、痔疮、会阴湿疹、阴道炎或阴道疼痛、生殖器疱疹等。

（5）下肢：涉及肝经所过的腹股沟、大腿内侧面至小腿内侧、大足趾及二足趾一带感觉和功能异常的症状，例如坐骨神经痛、足趾麻、神经炎等。

2. 肝经病气化症和脏症

参考肝的气机功能和五行属性在身体气血阴阳代谢中的作用，我们最常观察到的肝经病的脏症和气化症包括如下几个内容。

（1）肝气郁结：涉及肝气与全身气机疏泄以及情志调节的密切关联性，故肝气郁结的临床表现为以下几方面。

1）气机疏泄不畅：胸闷气短、善太息，周身不适、动则舒畅，胃胀腹胀、进食后加重，或者情绪抑郁后加重；肝经分布区如头、胁肋、少腹区的胀痛、走窜痛等；舌象色暗呈条带状肝郁纹合并肝区弓背隆起，脉象中取呈弦象。

2）情志调节不畅：情绪病抑郁、紧张、焦虑、易生闷气、易烦躁、耐性差。

3）月经激素调节不畅：月经周期密切相关的病症，月经出血不规律或时来时止、月经色暗、带血块；多数伴有经前紧张情绪波动，及乳胀、乳腺增生，或腹胀，或腰痛腰酸，月经来上述诸症缓解为其突出特征。

（2）肝阳实（肝热/火旺）：涉及肝气郁结日久化热导致在肝气郁结的症状基础上表现出更多火热的症状，包括以下三方面。

1）气机疏泄不畅化热：上述气机郁结相关证基础上＋面红，或头胀痛如裂、目赤、眩晕、耳鸣隆隆、口苦、脉象弦而数、舌色红、舌面肝区鼓胀毛刺。

2）情志调节不畅化热：气机郁结相关证基础上＋性格暴躁、易怒、脾气大。

3）月经激素调节不畅化热：气机郁结相关证基础上＋月经出血量大甚至崩漏、血色鲜红、或有血块或无。

（3）肝血虚：涉及肝藏血，"肝体阴用阳"，肝藏血以养润肝气，助其疏泄通调。故肝血虚则可令肝气失于调畅，血虚证的同时还会伴有轻中度的肝气失于疏泄的临床表现，所以包括以下三方面。

1）肝气郁结诸症：如上述。

2）肝窍肝体失于血的荣养症：眼干、眼昏花、飞蚊或复视、指甲易脆断、脱发或发枯分叉等。

3）月经激素失调症：月经稀少或闭经、阴道干、经前紧张诸症、经后易疲劳。

（4）肝血实（血瘀或血热）：涉及肝血离经或运行不畅的肝血瘀，以及因阴虚火旺入血或肝火灼津伤液导致肝血热的诸症，表现在以下两方面。

1）肝血瘀：多数伴有肝气郁结的基础证 + 主要表现在少腹肝经循行区域的触诊或影像学可发现的包块、增生等，合并月经期间的刀割或针刺样疼痛、出血紫暗血块多而大且不畅，或者舌象上舌色紫暗有瘀斑、舌下络紫暗、粗长、迂曲或分叉多。

2）肝血热：主要表现在肝火热症基础上合并血热的症状，典型症状包括月经出血量多或月经延时过长、过频，或者肝窍出血，例如眼充血、结膜出血或眼底出血、脑出血等。

（5）肝阴虚：主要涉及比肝血虚更深在的肝"体"失于荣养的影响，会表现为肝气郁结、肝阳失衡上炎（肝热及阳亢）、肝阴不荣等方面。

1）肝气郁结诸症：如上述。

2）肝阳失衡诸证：肝热 / 火症（如上述）+ 阵发性的头胀痛、跳痛、窜痛等，或者阵发性的眩晕等。

3）肝阴不荣：更重度的肝窍不荣（眼干、飞蚊或复视、发干、脱发等），月经失养（特点为月经周期短或过频、出血色红、量不足）等诸症（参考肝血虚上述诸症）。

（6）肝阴实（肝寒湿或湿热）：主要涉及肝经循行区域的湿邪阻滞所引发的各种临床症状，以及因此而影响的肝气郁结诸症，包括肝气郁结和肝经湿阻两方面。

1）肝气郁结诸症：如上所述。

2）肝经湿阻证：下肢内侧、前后二阴、耳道等处的瘙痒、分泌物，以及手脚掌的角质层水泡、干燥脱皮等；如果湿热重者，则伴有红肿、分泌物气味重、颜色黄稠等。

📁 病案

十二经病辨证：肝经病

患者：中年女性，56岁。

初诊时间：2023年5月7日。

主诉：月经来潮阴道出血1月余不止。

问诊：患者有子宫肌瘤病史多年，平素月经来潮经常淋漓半月有余才停。本次月经来，经期明显延长，而且出血量时多时少，迁延1月余仍未有停止的迹象。经所在地大学医院给予西药治疗后，经血停止了3天，又复发，而且呈血崩状，月经量有点吓人，不敢下床。遂远程求助于我，希望能帮助止血。因出血多，感觉全身骨头酸痛，疲乏。伴有潮热，夜中身热并口干。刻下症没有脾气躁急，口苦，面红目赤等，无腹泻便溏，饮食胃纳尚可。睡眠，入睡难，频醒，偶有盗汗。晨起身乏。

寻真查经分析：子宫肌瘤慢性病史多年，是以营气病为主的病症无疑。那么会引起崩漏的可能病机会是哪些经脉发病呢？从脏腑辨证的角度我们一般会从肝火、肾阴虚、脾气虚，或血热、血瘀这几点进行参考。而从寻真的辨病辨证角度来看，这是一个阴经病，可能复合急性期的阳经病，以及次生的血热、血瘀等方面的因素。查经的目标应该包括阴经肝、脾、肾，以及胞络相通子宫的心包经，二级病机包括血热、血瘀所涵盖的血海穴，另外通过盆腔子宫区域的胃经、胆经可以作为第二、第三梯队参与主要病机应验不应后的备选筛查。

诊治的路线：患者病情凶险紧急，查经能省则省，集中在：①第一梯队锁定在肝、肾、脾、心包经及血海；②针对第一梯队的各经查经评分情况，先以子宫收缩感增强为应验标的，针对病机关联性高的经脉予清热、泻火、养阴等的应验治疗；③如果第一梯队应验效果不理想，再对第二梯队的胃经、胆经进行应验筛查。

应验治疗：

肝经：泻右行间，子宫收缩力感（++），泻右侧曲泉，子宫收缩力感（+++），余无感。

肾经：补左照海，无感，泻右然谷，收缩力（+）。

脾经：补右太白，无感。

心包经：泻右曲泽，收缩力（++）。

血海：补右血海，无感，泻右血海，收缩力（+～++）。

应验思路解析：

第一步　泻右行间，为筛查肝火病机，子宫收缩力感（++）；泻右侧曲泉，为筛查肝血热病机，子宫收缩力感（+++），肝经应验结果提示肝火旺和肝血热导致的出血是主导病机。

第二步　补左照海，为筛查肾阴虚病机，无感；泻右然谷，收缩力（+），提示肾阴虚火旺是部分次要病机。

第三步　补右太白，为筛查脾气虚病机，无感，提示脾气虚不是相关病机。

第四步　泻右曲泽，为筛查心包血热，收缩力（++），提示这是仅次于肝血热的病机。

第五步　补右血海，为筛查气虚摄血不利的病机，无感；泻右血海，为筛查血热病机，收缩力（+～++），提示血热是部分次要病机。

精准辨证：从应验治疗的结果分析，刻下的血崩是因为：①厥阴肝火心包火旺扰动血室；②合并肾阴虚热。

精准治疗：治疗选穴，远程咨询没有给予针灸，嘱咐患者自我揉穴治疗。顺时针揉右曲泽、右然谷、右曲泉，早晚各150～200次。3日后回访。

同时依据应验治疗辨证结果，予清肝火、凉血止血、养阴的中药煎服方。

柴胡 12g	赤芍 14g	当归 8g	茯苓 8g
白术 10g	山药 18g	黄芩 12g	栀子 10g

牡丹皮 16g 生地黄 20g 夏枯草 14g 茜草 16g

仙鹤草 20g 白茅根 16g 阿胶 10g（粉末）

地骨皮 14g

4 剂。

治疗回访：患者会诊后自我揉穴治疗，当晚子宫紧缩反应，后排出一大团血块，次日即出血明显减少，至第三日，子宫出血即止住了。

小 结

本例是一个慢性病急性发作的情况，其实有诸多的因素都掺杂其间。在多年的失血病史中，我们注意到大多数患者的体质中既存在血虚、气虚，也有阴虚火旺甚至脏腑热盛的各种病理因素，临床病情也因不同病理因素的起伏而多变。在紧急而病机线索一时很难准确捕捉的情况下，抓住一个能反映关键病机的有力应验标的，然后根据所有吻合的相关病机，一一择穴应验，才能在错综复杂而多变的临床情况下，精准抓住核心病机，从而立于不败之地。这个患者的血崩治疗的成功，得益于：①准确地认识到血崩病机中可能涉及的厥阴血热、阴虚火旺，或是气虚不摄血这几个可能的核心病机，并对其相应的关键穴位采用有效的补泻应验；②其采用的应验标的为子宫收缩力，反映的就是月经血崩止血需要依靠子宫强力收缩的原理，实为一个非常聪明的应变策略。

厥阴心包经病主症

1. 心包经病经证

心包经病经证是指沿着心包经的经脉、经筋、皮部、经别、络脉等结构的分布路径上出现的各种临床表现。涉及的区域包括体表从第三、第四、第五指端过手掌面，上手腕，沿手臂内侧中线上行到腋前，并分布到胸乳胁肋的侧边区域。另有经别络脉等附属结构上至头面耳后与三焦经对接。体内则散布到整个胸腔，并连接到胃贲门口，以及与上中下三焦的连接，另，心包络与子宫（胞宫）有连接。临床常见的心包经病经症列举如下。

（1）上肢：涉及手第三、第四、第五指，掌心、手腕、手臂内侧的感觉和功能异常诸症，例如手麻、手汗，或者腕管综合征等。

（2）腋窝及胸前、乳房：涉及心包经所过的腋窝前，胸廓中下部及乳腺区域的感觉和功能异常症状，例如经前乳胀、乳腺增生、胸痛、腋汗症、狐臭症等。

（3）胸腔及胁肋区：涉及心、肺呼吸与循环功能异常症状，例如胸闷气短、心悸等。

（4）腹腔：涉及胃、三焦、子宫各器官的感觉和功能异常症状，例如胃痛、呕吐、痛经、子宫肌瘤、子宫出血等。

2. 心包经病气化症和脏症

如前述，心包的病机和诸多其他脏腑病机的关联性很高，我们在寻真疗法的诊断中，心包经病的辨证一般不像辨证诊断其他阴经脏那样可以单纯依靠临床症状来确诊，更多是依靠对心包经的穴位的敏化和应验治疗来判断相关病机。例如当遇到一例入睡困难的病例，只有在查经中发现心包经表现出非常突出的强压痛敏化点的时候我们才会考虑心包经参与病机的可能性，最后再用应验治疗来筛查，确实看到治疗心包经穴位后患者的标的症状能缓解，心包经的诊断才能落定。当然，了解心包经特定的临床证型，还是有参考意义的。我们把最常观察到的心包经病的脏症和气化症总结出如下几个内容。

（1）心包气郁：涉及心包气机不畅导致心包经在胸腔分布的气机紊乱，影响呼吸和循环功能，或者影响精神情志。需要注意的是，心包气郁往往和肝气郁结是联动的，临床表现有时和肝气郁结有较多重叠，我们把临床上心包病理关联性更强的症状作一归纳。

1）呼吸功能紊乱：胸闷、呼吸不畅，或者呼吸时伴有胸痛。

2）循环功能紊乱：唇暗、肢凉或指甲紫、心律不齐或心悸。

3）情绪精神紊乱：焦虑或烦躁、抑郁或脾气躁。

（2）心包阳实（心包热）：涉及心包经有热性的病理状态，或为外邪入侵传变而至，或为气郁化火而成。临床往往表现为心包气郁的基础上，带有更多的火热之象，同理，心包热和肝火病机重叠性较高。

1）呼吸功能紊乱：心包气郁诸症＋胸中热或烧灼感。

2）循环功能紊乱：心包气郁诸症＋心率快、身燥热入夜加重、或有皮肤瘙痒入夜加重、舌色深红至绛红之间。

3）情绪精神紊乱：心包气郁诸症＋脾气暴躁甚则狂躁、入睡困难、多梦。

4）其他：或有月经量大，子宫肌瘤增生过度活跃等提示心包热入营血的症状。

（3）心包血虚：涉及心包的血不足从而影响到心包功能的紊乱，心包血虚多是从心血虚或肝血虚而来。故病机上要与此二脏的病机相互参照。心包血虚的诊断，一般是通过寻真应验治疗补左曲泽穴取得正面效果来确诊的。临床症状请参照心血虚、肝血虚的相关内容。

（4）心包血实（血热或血瘀）：涉及心包热入血引发的营分证表现，或者心包瘀血留滞进一步影响心包的功能，症状表现为如下。

心包血热（营分热证）

1）循环功能紊乱：心率快甚则心律紊乱、脉数而细带涩、身热夜甚、夜热早凉、斑疹隐隐、舌绛红、剥苔。

2）情绪精神紊乱：躁狂、谵语、昏迷等。

3）其他：或有崩漏、子宫大出血。

心包血瘀

1）循环功能紊乱：心中刺痛或压榨痛，或因疲劳或因情绪刺激加重。

2）情绪精神紊乱：或有精神错乱。

3）其他：或有月经痛、血块、经色瘀暗黑。

（5）心包阴虚：涉及心包阴虚不荣并因阴虚生热而影响心包的功能，症状表现如下。

1）循环功能紊乱：心率快、心悸。

2）情绪精神紊乱：焦虑紧张、入睡困难或早醒，或者每至晚9点后即精神亢奋不易入睡、五心烦热。

3）其他：或有月经周期短、出血过频而量少、血色红。

📁 病案

十二经病辨证：心包经病

患者：中年女性，49岁。

初诊时间：2024年5月7日。

主诉：手背、手臂及颈部的严重湿疹反复发作40余年，加重1年。

问诊：患者自幼年时即有湿疹及哮喘史，青春期以后有一段平稳期，即皮肤和哮喘与身体疲劳状态不佳有关，反反复复时好时坏。但一般都可以通过自己注意调节饮食作息并配合用一些外用药等能逐渐平复。但自1年前的夏天，湿疹发作逐渐频繁，而且程度越来越重，湿疹主要影响的区域集中分布在双手、手臂内外侧、颈部以及锁骨腹肌胸前区。另有部分湿疹散在分布于双膝小腿胫骨外侧面，以及后背，甚至上延头面。全身各处皮疹发红发热，部分疹子上有水泡或破坏渗液，其余部位皮肤干，手臂上布满红色的抓痕。患者自诉瘙痒的程度很深，甚则无法自控，晚上瘙痒重于白天，半夜会因此痒醒。怀疑这次皮肤加重与搬入一个较为霉潮的老房子有关，但是据她自己观察，紧张焦虑同时也会加重瘙痒和皮疹病情。月经22～28天一个周期，有时痛经，出血4天，量中等，无血块等。精神能量中等，因为睡眠不足，每天傍晚以后较疲劳。另一特别的症状是，虽然皮疹痒，发疹处皮肤热，但她人怕冷，下肢冰凉。来诊前，经其他中医师处中药治疗过（处方包括麻黄连翘赤小豆汤、消风散、知柏地黄汤等），疗效均不理想。

舌诊：舌面光红嫩，饭勺型舌，密布草莓红点，苔薄白腻，舌下嫩红，舌下络长，右侧粗于左侧，舌下细络红。

寻真查经思路分析：本例湿疹，从发病部位来看，是以阳经为主（上臂外侧、手背、小腿前侧、前胸及后背）合并阴经（手臂内侧）受病。从症状来看，阴虚内热（瘙痒夜甚）合并有湿（渗液及水泡）与外寒（下肢怕冷），可以说发病因素涉及内外兼杂，虚实交错。那么从已经用过而效果不彰的处方看，似乎从阳经病、阴虚、风寒或风热夹湿等角度去治疗，都没有切中核心病机。要取得治疗的突破，恐怕单纯从查经评分还是很难抓准病机的根源，最有效率的办法是从皮疹最密集的上臂关联经脉入手，以能缓解上臂瘙痒或者舒缓上臂皮肤干而绷紧感为标的，逐经应验筛查。

诊治的路线：患者上臂满布抓痕的皮肤，不适合按压评分，故略去查经评分步骤，直接上手应验筛查。步骤路线为：①以大肠经、三焦经、肺经、心经、心包经为第一梯队；②加入肾经、肝经为第二梯队；③血海穴、阴陵泉穴为第三梯队，根据皮疹表现出的红、热、水泡，干燥反映的阴虚、湿等因素，掺入各经的合穴、荥穴的应验治疗中去。

应验治疗：以上臂皮疹热感和瘙痒减轻度为标的。

心包经：泻右曲泽，止痒度（+++）。

肺经：泻右尺泽，止痒度（++）。

心经：补泻心经各穴（少海、少府穴等），止痒度0。

大肠经：止痒度0。

三焦经：止痒度0。

肝经：泻右曲泉，止痒度（+++）（曲泉穴泡肿实）。

肾经：补左照海，止痒度（+）。

胃经：泻左足三里，止痒度（+++）。

膀胱经，胆经：止痒度0。

阴陵泉：泻左阴陵泉，止痒度（+++）。

血海：补泻血海，止痒度0。

应验思路解析：

第一步　心包经，泻右曲泽，止痒度（+++），提示心包经营分血热病机关联性高。

第二步　肺经，泻右尺泽，止痒度（++），提示肺经阴虚热为次级的病机。

第三步　心经，补泻心经各穴（少海、少府穴等），止痒度0，提示心经没有参与病机。

第四～五步　大肠经和三焦经，止痒度0，提示此二阳经没有参与病机。

第六步　肝经，泻右曲泉，止痒度（+++），提示肝血热，肝阴虚热或肝经湿热也是关键病机（肝经曲泉穴紧实泡肿刺痛明显，似乎更偏湿热或血热）。

第七步　肾经，补左照海，止痒度（+），提示肾经阴虚参与了小部分病机。

第八步　胃经，泻左足三里，止痒度（+++），提示胃经寒湿或者胃经阴虚热是主要的参与病机。

第九步　膀胱经和胆经，止痒度0，提示此二阳经没有参与病机。

第十～十一步　泻左阴陵泉，止痒度（+++），而补泻血海，止痒度0，提示二级病机中，寒湿阻滞是主导病机，血虚或血瘀却没有贡献度。

精准辨证：根据应验治疗结果，综合分析止痒度最好的四个穴位所反映的可能病机，数因素叠加后得出结论，最可能反映的病机就是：①厥阴营分阴虚血热；②湿邪入侵胃经肝经。治宜清肝泻火，凉营祛湿，兼养阴清肺肾虚热（中药）。

精准治疗：针灸选穴，皮肤病调神为要，先取双头针精神情感区，次则调气予泻右曲泽、右曲泉、左阴陵泉、左足三里。

另加中药方剂处方，龙胆泻肝汤＋泻白散等加减：

柴胡 3g	龙胆草 2g	栀子 4g	黄芩 6g
泽泻 6g	车前子 6g	生地黄 8g	当归 2g
苦参 2g	通草 6g	土茯苓 8g	薏苡仁 8g
紫花地丁 6g	赤芍 5g	青蒿 6g	茜草 6g
地骨皮 8g	桑白皮 8g	丹参 7g	

治疗回访：针灸治疗后，当下身体瘙痒消失，治疗后4日内全身瘙痒程度明显减轻，10日后回访，面上皮疹已经消失，手臂最痒处的瘙痒感觉不再是那种抓心挠肺的深度瘙痒。患者反映这是发病治疗这么久，第一次看到了希望。

小 结

皮肤病的治疗，也是对专业性要求较高的。尤其是遇到慢性顽固性的皮肤顽癣，自古即有"内不治喘，外不治癣"之说。原因主要就是因为这类顽固性的皮肤病，发病因素涉及广泛，外有阳经受邪，内有阴伤，气血虚，脏腑热，还可合并血热、湿、瘀等诸多病机。没有专业训练背景的医生，如果单纯按照病史、发病部位，以及各兼症情形这些基本信息来辨证，往往很容易被某一类别的症状误导指向不准确的辨证结论。正如本病例初始时用过的各治疗用方都是犯了以偏概全的辨证错误，所以都没有取得良好的效果。辨证有了应验治疗的指导，寻找病症当下核心病机，就不再是盲人摸象。对于各个参病因素的精准锁定，得力于对各个涉病因素关联的各五输穴，如合穴、荥穴、输穴的穴性和左右阴阳属性的深入解读。厥阴热，是营分受病，什么时候该用清营分的穴位和中药成分如茜草、赤芍、牡丹皮、青蒿、地骨皮等，在应验确诊的指导下运用，才会百发百中。

六、少阴经病

（一）少阴经病总论

少阴经病指的是足少阴肾经或者手少阴心经受病，导致该经脉气血循行及功能出现失调，从而在其经络系统各个层次和区域出现病症的证候。

肾经属水，心经属火，二者五行属性和气化功能不同，它们有各自的病理特点，也有功能上的交叉。

1. 肾经

肾为人的先天之本，五行属水，主水液代谢，主藏精。因肾脏藏先天之精不宜泻，故有"肾无实证"之说，但请注意，肾经却是会有"虚实"的不同表现的。肾经的虚证，包括肾阴虚、肾阳虚、肾气虚这三种主要证型。其中肾阴虚会在然谷至照海穴以及阴谷穴各处找到高敏化压痛点。我们可以通过左右压痛敏化的轻重来判断阴虚和火旺的偏重程度。而肾气虚、肾阳虚，表现在肾经上则是较弱甚至不敏化的虚空点。所以诊断肾气虚或者肾阳虚，一般需要结合临床症状，以及补右侧的太溪或然谷穴的应验治疗来确立。因肾主水的功能依靠的是肾气、肾阳的温煦，故当肾气、肾阳虚，不足以温煦水液时，或者因为对经膀胱经入侵的寒湿水饮太严重而泛溢到肾经，那么肾经就会表现出泡肿厚实的水湿实象，即为肾经的实证。肾经的湿证泡肿，因湿邪与气阳虚比重不同，可以呈现为紧实压痛、泡肿、虚空泡肿三种不同程度的虚实夹杂状态。另外，因为肾中阴阳同根同病的生理病理状态是最突出的，其表现在，因为肾阴虚和气阳虚在肾经病变的敏化表现是截然相反的，故而同一个患者身上肾经的穴位高敏化和虚空不高敏可以同时存在。例如照海穴高敏提示阴虚，但同属阴虚诊断的合穴阴谷穴不高敏，或者同一个患者，左侧的照海高敏压痛，但右侧的照海虚空却因为气虚或阳虚的影响而完全没有压痛，这样的情况，往往提示肾经存在既有阴虚又有气阳虚并存的状态，需要保持这样的平行观认识。

在外感和脏腑病变中，因为肾与膀胱相表里，故膀胱经受邪，肾经的病理状态也会和膀胱经病联动，肾阴虚，病程久则会反映到膀胱经呈现阴虚热，导致膀胱经右侧的压痛高敏化。肾气虚，则膀胱经压痛敏化也会减弱甚至不敏化。膀胱经湿重，则会因水湿泛溢到肾经出现肾经的泡肿。

2. 心经

五行属火，调血脉，主神志。对于全身的血液循环，以及精神情志的调节控制起着主导作用。在临床观察心的病机诊断时，除了心经病的经症和气化－脏症以外，需要留意一点，《素问·至真要大论》里论述有"诸痛痒疮，皆属于心"，说明临床上一些顽固性的疼痛、疮疡皮肤顽症等，还可以从心来论治。我在临床上就会于常规辨证不理想的情况下，在心经上找高敏压痛点来应验，经常会取得意想不到的效果。关于心主神志的应用，我有一经验，当涉及急性重度的以入睡困难为主要表现的失眠症时，泻心经的少海或者少府穴，往往能有应急的安眠效果，但是一旦过了急性期的应激状态，相应穴位的泻法就不会再有用了，还是要回到精准辨证的路径上来。此外，小肠经和心经相表里，因为其"不藏邪"的特点，涉及小肠经的病症，除了小肠经经常用补法外，补心经也是取效的点睛之笔。

同属少阴的肾经和心经，在病机病理中也有联动关系。其中在外感病的发病过程中，寒湿水气多从足太阳膀胱经入侵人体，会由于肾的气阳不足而内陷传变入少阴肾经，最后循同名经同气相应进而影响心气心阳，最后发展至心阳虚水气上泛等临床重症。需要指出的是，传统上虽然心－肾阳虚经常并提，但二者实际发病病位不同，临床表现一个侧重水液代谢障碍（肾），一个突出在血液循环障碍（心），诊断治疗上是应该有所区别的。具体到临床实际应用，例如诊治下肢水肿，寻真疗法指导选择补肾经然谷穴或是心经少府穴，对因肾阳虚或是心阳虚引起的水肿的治疗选穴及最后效果是截然不同的，其中对这二经穴位的应验治疗鉴别正是精准辨证，一锤定音，取得确切疗效的法宝。在另一类以阴虚为主导体质的外感或内伤发病中，肾阴虚和心阴虚也是相互联动的。这一类阴虚的病机中，涉及心肾分属水火二级的五行属性，互相制约。但同时还要考虑到心－心包－肝－肾通过经脉与气机的联系形成的君火－相火的交互作用，导致肾水－心火升降联通的失调，则需要我们综合考虑相关各脏腑的虚实因素，对这一方面，寻真疗法提出的经脉查经评分，通过抓突出的敏化压痛来定位主要的矛盾病机，往往能帮助我们高效地在这些错综复杂的病机中筛选出最有效的解决方案。

（二）少阴经病主症

少阴肾经病主症

1. 肾经病经症

肾经病经症是指沿着肾经的经脉、经筋、皮部及经别、络脉等结构的分布路径上出现的各种临床表现。涉及的区域包括体表的足心凹陷，经足上到内踝处，绕环一圈后，再经小腿，膝及大腿内后侧，过外生殖器并分布在腹前正中线旁，上到腹和胸腔。体内分布包括从大腿根及腹腔分支到会阴，分布到前后阴，以及盆腔的膀胱、子宫各处，并行经会阴，在尾骨入脊，联通督脉上行入脑。另有经别等结构与胃、心、肝、肺、咽、舌、眼、鼻、耳等联系。临床常见的肾经病经症概括如下。

（1）头面部：涉及肾经及经别与膀胱经关联的，以及肾经连督脉入脑所联属的区域的感觉和功能异常症状，例如后脑颠顶、前额正中头痛、脑鸣、眩晕、头蒙等。

（2）五官：涉及肾经及经别所联属的内眼角、鼻、耳、咽喉、舌等区域的感觉和功能异常症状，例如视力减退、夜盲症、青光眼、鼻敏感症、耳鸣耳聋、听力异常、咽痛咽痒、咽中异物感、失音、声音暗哑、舌痛、舌炎、舌溃疡等。

（3）胸腹部：涉及肾经过胸腹体表及体腔内连通心、肺及胃、肠等脏腑区域而引发的感觉和功能异常症状，例如胸壁痛、腹壁痛、乳腺病或者乳汁分泌异常，以及心慌心悸、呼吸异常、水肿和胃痛、胃中饥/心下悬、腹胀腹痛、腹泻等。

（4）前后二阴：肾经所过的泌尿系统和盆腔区域各器官的感觉及功能异常引发的尿频、夜尿多、便涩痛短赤、疝气，或下腹痛、月经不调、痛经等。另外也包括尿道、阴道、外阴生殖器、肛门以及会阴区的感觉和功能异常，例如疼痛、麻木或瘙痒，或功能异常如分泌物增加，或阴道干涩等。

（5）后枕、颈项、背腰脊部：涉及肾经连入脊柱与督脉关联，以及与膀胱经的经筋分布区互相交叠的这些区域的感觉和功能异常症状，例如相关各区域的疼痛，以及与旋转、前后屈曲运动障碍有关的症状等。

（6）下肢：涉及肾经循行分布的大腿内侧根部、膝盖内侧、小腿内后侧及内踝和足底这些区域的感觉和功能异常症状，例如坐骨神经痛引发的大腿内侧痛、痉挛收紧感、足跟痛、足底筋膜炎等。

2. 肾经病气化症与脏症

参考肾的气机功能和五行属性在身体气血阴阳代谢中的作用，我们最常观察到的肾经的脏症和气化症包括如下几个内容。

（1）肾气虚：涉及肾气的摄纳和温煦水液代谢的功能不足导致的症状，表现如下。

1）小便失调：摄纳不足导致的尿频，小便清长，尤其是夜尿频，或者温煦不足导致的解出不畅。

2）水液代谢失调：水肿尤其以下肢双侧的水肿为主，另有大便不成形。

3）肾气失养：腰膝酸软，疲劳怕凉，不耐劳作，低调耳鸣脑鸣（一般是双侧耳鸣）。

（2）肾阳虚：是在肾气虚的基础上进一步形成的肾阳温化功能失常导致的症状，表现为肾气虚诸症状，加上更严重的疲劳怕冷、精神不振、夜尿频多、畏寒、下肢严重浮肿，及大便清冷溏泄、五更泻。

（3）肾阴虚：涉及肾作为先天之本，元阴不足导致的全身阴液匮乏而虚热丛生的各种症状，表现如下。

1）虚热失制，阴虚阳亢：潮热面红、颧红如赤、盗汗、夜中口渴、手足心热或五心烦热、耳鸣如蝉。

2）阴虚失养：肾主骨，其华在发，开窍于耳，故肾阴虚失养会表现为皮肤干燥，或者夜中瘙痒等普通的阴虚干燥的现象之外，还会表现为须发早白、脱发、牙髓根管病变、牙齿早衰脱落、骨质疏松易脆断，或幼儿骨龄发育迟缓，或耳听力减退，甚至耳聋等。

（4）肾阴实（寒湿）：是在肾经由于外感入侵或因肾气阳虚导致寒湿

邪气滞留后呈现出的相关症状，表现为腰中湿冷重坠，"腰重如带五千钱"，小便白浊，或便溏清冷，或下肢浮肿沉重，触诊冰凉紧实硬同现。

📁 病 案

十二经病辨证：肾经病

患者：中年女性，41 岁。

初诊时间：2022 年 2 月 12 日。

主诉：产后乳汁不足 3 个月。

问诊：患者为超过 40 岁的高龄产妇。产后即奶水产出不足，患者曾于产后 1 个月患有乳腺炎，其后乳汁的分泌更显匮乏。双乳同时还有麻木酸累的感觉。体质方面，素来全身尤其是面部皮肤干燥，产后更加明显，最近出现了手掌大小鱼际区域的湿疹，点状红疹而痒甚。动则汗出，产前平素没有夜热口干等，但怀孕期间身热明显。产后则偶发盗汗，口干并有时脚底发热。另外，患者平素身体非常怕冷，手足凉，目前是白天仍怕冷，手足凉，但多了偶发的潮热。因乳汁产出不足，婴儿喂养不顺利，同时加重了患者的紧张焦虑和忧愁。

寻真查经思路分析：患者发病部位在乳腺，那么乳腺区循行的各经脉都要给予关注。尤其她产后有乳腺炎病史，其中阳经参与炎症的贡献度可以通过各经脉敏化度来初步评估，阳经受病后导致的经脉阻塞可以是乳汁分泌不足，确切地说是乳汁分泌不畅的一个直接原因。另外从阴经角度来看，肺经分布在整个胸前区，肝经连乳头，心和心包经的经脉在乳侧边，经筋则分布在乳下方，肾经在乳内侧，均是可能影响乳腺功能的经脉。而从乳汁与身体气血津液的关系看，血虚、阴虚、气虚均可能影响乳汁的化源。所以血海穴，各涉病经脉的合穴与原穴均是需要重点诊查应验治疗的对象。从目前患者表现出来的兼症分析，阳经病（怕冷、手足凉）是有的，阴经病，血虚阴虚热（产后发病、脚底热、盗汗、大小鱼际皮疹痒红干、全身皮肤干）也是确定的，肝气郁（人紧张、焦虑、忧愁）也可能存在。总之，本病患的症状多，病因复杂。那具体主导病机是什么呢？单纯靠经验判断，极有可能走岔路，需要全面查经综合分析判断。

诊治的路线：①目标各胸前区阳经（胃经、胆经是重点）+ 阴经（肺、肾、肝、心、心包、脾）+ 血海查经评分，初步评估各阴 - 阳经在该病症发病中的病机贡献比重；②根据评分与病机密切度选经应验筛查，应验标的设定为乳腺部的麻木酸累感的改善度，或胸部乳汁充盈感的增强。

经络诊查，评分如下：

阳经：膀胱经申脉 L=R 9/10；胆经足临泣 L=R 10/10；胃经陷谷 L=R 10/10；大肠经曲池 L=R 10/10；三焦经外关 R 9/10。

阴经：肝经太冲 L=R 10/10，曲泉 L（+++）7/10；肾经照海 R 10/10，阴谷 L10/10；脾经三阴交 L=R 8/10；肺经尺泽 L 10/10；心包经曲泽 R 10/10；心经少海 R 10/10。

二级病机：阴陵泉 L 10/10，丰隆（–），血海（+++）。

查经结果解析：从目前的各经查经评分结果看，各阴 - 阳经均呈现高敏的压痛状态，这多数是一种体内阴虚火旺的表现。阳经表现为风寒阻塞化热，阴经则表现为阴血虚，虚火上炎，另有寒湿内停。在这种全身经脉敏化程度都很接近的状态下（评分都非常高或非常低），要通过敏化分级来尝试找出病机高度关联的可疑经脉是不容易的。这时，应验治疗的筛选诊断才是最合适的策略。所以建议从经脉循行与主症病位关联度最密切的经脉开始逐经筛查。

应验治疗：以胸部麻木改善并乳汁充盈感增强为标的。

胃经：补左足三里（+++），余补泻改善不明显。

脾经：补左侧三阴交（++），余不明显。

肾经：补左阴谷（+++），余不明显。

肺经：补泻均不明显。

肝经：补左曲泉（++），余不明显。

胆经：泻左足临泣（+），余不明显。

心 / 心包经：补泻均不明显。

血海：补泻均不明显。

阴陵泉：不明显。

应验思路解析：

第一步　胃经，是与乳房乳头联系最直接的经脉，补左足三里（+++），提示胃经阴血不足合并寒邪留滞导致乳汁分泌不足或不畅是其中主要病机之一。

第二步　脾经，补左侧三阴交（++），此步为胃经应验步骤的对经平之，提示脾经气血阴虚，不能支持胃经气血上荣乳房，导致其乳汁化源不足。

第三步　肾经，补左阴谷（+++），提示肾阴虚是乳汁枯竭，化源不足的其中一个内在主因。

第四步　肺经，补泻均不明显，显示肺经没有参与病机。

第五步　肝经，补左曲泉（++），提示肝血虚是导致乳汁化源枯竭的其中次级原因之一，另外肝经太冲高敏，提示肝血虚导致肝经气郁，也可能引发乳汁分泌不畅。

第六步　胆经，泻左足临泣（+），提示胆经风寒阻滞是其中一个小因素。

第七步　心/心包经，补泻均不明显，提示二经没有参与病机。

第八步　补左血海（+），提示血虚是组成因素之一。

第九步　阴陵泉补泻均不明显，提示湿饮这类邪气不是致病主因。

精准辨证：从上面的应验筛查结果来看，疗效最突出的是与胃经血虚寒阻和肾经阴虚火旺所对应的穴位，其次是脾经气血阴虚和肝血不足的对应穴位，所以综合辨证结论是：①肾肝脾气血阴虚并化火灼伤津血，导致乳汁化源不足；②风寒入侵三阳经，胃经阴血虚，邪气阻遏经脉导致乳汁分泌不畅。

针灸选穴：依照应验治疗的疗效，选取最有效的前四个穴位针刺，其中效果最好的阴谷和足三里是主穴，给予双侧针刺加强疗效，其余穴位单侧针刺即可。

补双侧阴谷、双侧足三里，补左三阴交，补左曲泉。

治疗回访：针后当日及次日乳汁量大增，虽然第 3 日起乳汁分泌逐日减少，但是 1 周后复诊时的产乳量仍明显较初始治疗前的量多。患者经过前后 4 周的调治，乳汁分泌恢复顺畅，乳量也达到婴儿的需要。

——————————— 小 结 ———————————

　　本病例向大家展示的是乳腺病治疗中的寻真常规诊治思路。一般的中医常规，看到乳腺病，多是从肝经这个角度来诊治的，这个思路的狭隘性就在于，它既没有经脉病机的完整支撑（过乳腺的经脉不只有肝经一条），也没有脏腑病机的完全托底（脾胃为气血生化之源，乳汁为心血所化这些都没有被充分考虑），只有寻真做到了在整个中医病理病机的框架中，以阳经病、阴经病、二级病机为经，以经脉循行为纬，来全面完整地认识乳腺相关病机。做到了疏而不漏，以点及面，精准速验，殊为不易。

少阴心经病主症

1. 心经病经症

　　心经病经症是指沿着心经的经脉、经筋、皮部，以及经别、络脉等结构的分布路径上出现的各种临床表现。涉及的区域包括体表的上肢小指和无名指上行经手掌小鱼际，沿手臂内后侧上行至腋窝入胸腔与肺经相通，另有经筋横贯胸前于乳下部带状分布。体内部分有经筋等结构贯膈连胃贲门与肚脐相连，另有分支上循咽喉，连舌本，通鼻、目内外眦等处。临床常见的心经病经症列举如下。

　　（1）上肢：涉及心经循行所过的小指、无名指，过手掌内侧小鱼际一带，至手腕和手肘尺侧缘上行，走行到腋窝处等区域相关的感觉与功能异常症状，例如手指麻木、疼痛屈曲受限，手腕及手肘疼痛，高尔夫肘，手汗或腋窝多汗症或无汗症等。

　　（2）胸廓与胸腔区：涉及胸廓表面心经筋分布区的乳房下部及胸前肋

间区域的感觉及功能异常症状，例如胸痛、乳痛或其他乳房病变；另也涉及心经入胸连心脏而直接影响心脏功能表现出的循环功能异常，例如心悸、血压异常等。

（3）腹腔：涉及心经及经别入腹腔连胃上口，小肠与肚脐一带所引发的感觉和功能异常症状，例如胃痛、胃中消化不良、恶心，或泛酸呕吐等。

（4）头面颈部：涉及心经别上头面连及咽喉、舌、鼻、目内外眦等区域的感觉和功能异常症状，例如咽舌炎、溃疡或疼痛、失音或塞语、干眼症或多泪症、视力异常或障碍等。

2. 心经病气化症及脏症

参考心的气机功能和五行属性在身体气血阴阳代谢中的作用，我们最常观察到的心经的脏症和气化症包括如下几个内容。

（1）心气虚：涉及心气的主血脉功能，反映为提供血液循环的动力不足，以及心主神，因维持心智精神活动的功能不足而表现出的临床症状，包括以下几点。

1）心主血脉的功能不足：心率缓，甚至代脉，或无脉，血压收缩压偏低。

2）心主神功能不足：精神弱、短期记忆力减弱、抑郁、动则悲苦欲哭。

3）其他功能：心，其华在面，心气不足故面色㿠白，心开窍于舌，心气不足则舌塞口吃，或者构音障碍、失语。

（2）心气郁：涉及因心气动力受阻滞塞而出现的相关临床表现，包括以下两个方面。

1）心主血脉功能受抑：唇紫、胸闷气短、指端发绀或发凉，或有心率结代、脉迟滞不畅或不齐。

2）心主神功能受抑：抑郁内向、情绪低落或郁闷不舒，伴胸闷、悲伤欲哭。

（3）心血虚：涉及因心血不足致心脏失养而出现的相关临床症状，主要表现为以下几方面。

1）心主血脉功能不足：神疲乏力、心悸怔忡、头晕、面色不荣、脉细弱或律不齐、血压舒张压低。

2）心主神功能不足：健忘、浅眠早醒（严重的心血虚也可以导致入睡困难）、精神不振或有抑郁焦虑倾向。

3）其他：舌窍失养，表现为蹇语、舌缩、口吃等。

（4）心血瘀：涉及因心血循环障碍而出现的相关临床症状，包括以下两点。

1）心主血脉功能受阻：胸痛刺痛时发时止，或真心痛、唇紫暗、指端指甲发紫，或手麻刺痛、心悸结代。

2）其他：心主神功能异常，血脉瘀阻或可影响神志功能异常，例如慢性严重的失眠症、精神情绪障碍等。

（5）心阳虚：涉及因心阳温煦功能减退而出现的临床症状，包括：

1）心主血脉功能不足：在心气虚相关症状基础上，表现更疲乏，更寒冷，更虚弱，甚者全身水肿、呼吸不畅、气短伴粉红泡沫痰等（心衰）症状。

2）心主神功能不足：精神萎靡甚至昏迷，或严重者伴抑郁、嗜睡。

（6）心阳实（火旺或痰火）：涉及因病理性火热或夹痰热阻扰心脏功能而出现的临床症状，包括以下三方面。

1）心主血脉功能过亢：心悸、心动过速、血压收缩压过高。

2）心主神功能过亢：失眠入睡困难，甚者整夜不眠，伴心悸、精神亢奋、语高声亢、喋喋不休。

3）其他：舌痛或者舌疮、舌肿、小便短赤、面红。

（7）心阴虚：涉及因心阴不足，心脏失养或为虚热扰动而出现的相关临床症状，包括以下三方面。

1）心主血脉功能不足：因心阴虚不荣而出现心悸怔忡，阴虚内热而出现心率过快，或血压收缩压升高。

2）心主神功能受扰：心失荣养而失眠早醒，虚热扰动而表现为伴有心悸的焦虑，惊恐发作。

3）其他：相较于心阳实（心火）程度稍轻的，或者以日轻夜甚为特征的虚热症，例如舌痛或者舌疮、舌肿、颧红潮热等。

（8）心阴实（心寒湿痰）：涉及因寒湿痰等病理产物堆积在心络导致心功能障碍的相关临床表现，这一类型的病理多数是沿着心气郁–心痰湿–心血瘀这一路径逐渐发展形成的，所以其临床症状表现也是介于心气郁与心血瘀之间。其中需要强调的心寒湿痰的特征是舌象中的腻苔和中取脉象的滑脉，尤其是左侧心区的滑脉的出现，寻真辨证是以左侧少海穴紧实泡肿，兼泻法治疗症状改善为诊断依据的。临床典型症状，包括以下两方面。

1）心主血脉功能受抑：唇紫、胸闷气短、指端发绀或发凉，或有心律结代、脉迟滞不畅或不齐，严重者，或有冠心病心梗急性期表现（参看心气郁症）。

2）心主神功能受抑：属寒痰者，多表现为抑郁内向、情绪低落、郁闷不舒，或神疲嗜睡、精神不振等；或因痰迷心窍者，表现为癫证、喃喃自语如有神灵；或痰化热者，表现为躁狂、掷物打人、夜不能寐。

病案

十二经病辨证：心经病

患者：女性，60 岁。

初诊时间：2023 年 10 月 10 日。

主诉：焦虑惊恐发作，全身不自控地颤抖 3 周。

问诊：患者过往有多年反复发作的失眠焦虑症病史。本次焦虑症发作因于 3 周前兼职的工作上的一些事务引发，先是失眠难入睡，进而出现焦虑，坐卧不安，偶有心悸，最后发展至全身颤抖，不能自控，表现出惊恐发作的特征，遂来就医。刻下表现为焦虑不安，全身不能自控的颤抖不止，合并有整晚不能入睡，并便秘，解出不畅，但便质不干硬。身体没有特别突出的冷热体感。饮食胃纳尚可，精神体力尚好。

舌象：淡红瘦薄舌，舌面满布细碎的裂纹，苔少。

寻真查经思路分析：慢性焦虑抑郁症病史，一定有阴经营气病的发病基础。那么和焦虑抑郁惊恐发作的病机密切关联的那些阴经一定是需要诊查的，其中主要包括心、心包、肾、肝经。发作的兼症中往往能提示精细辨证的方向，其中，伴有心悸、身体震颤，与"真武汤"证的"身瞤动，振振欲擗地"有无关系？与肝风内动证的"身体振摇"又该如何鉴别呢？另外，急性发作，会不会有阳经卫气病的发病因素参与其间呢？该如何排除呢？阳经中与焦虑惊恐发作病机密切关联的经脉主要是与心有经脉联系的胆、三焦和胃经。要解决精准定位辨证的问题，可以从两条路径入手：①针对阳经卫气病的发病特点，先诊查上述的各阳经，进而延伸到对经及其他关联阴经，进行查经评分，其中敏化高的经脉，往往提示其与刻下主症的病机可能关联性也高。最后根据敏化评分由高至低的结果排序，按阳经→对经→病机关联阴经的顺序应验筛查，逐个筛选出相关病机；②针对阴经营气病的特点，需要全面考虑涉病各阴经辨证与焦虑病机密切度最贴切的证型，根据相关病理选取对应的穴位进行应验治疗。这里面，心气阳虚、肾气阳虚、心/心包阴虚、心血虚、肝阴虚阳亢、肾阴虚，均有可能是其中的病机，建议逐一选穴应验，最后再参考可疑涉病阳经的参与，加以筛查。

诊治的路线：考虑到患者精神心理状态极不稳定，查经评分精准量化的难度有点大。故舍弃路径①的查经评分步骤。参考涉病的阴经营气病4条经脉的可疑病机证型，先给予应验治疗。按心→心包→肝→肾，每条经脉给予补/泻左侧合穴（心/肾水气凌心），补右侧原穴（气虚），补/泻右侧荥穴（心/肾/肝火或阳虚），补右侧合穴（阳虚水泛），逐一筛选。另外，针对惊恐发作的症情，还特别加选有较强的镇定安神作用的足心涌泉作为应验的目标。最后再加上阳经的筛查，选取各经泻输穴（气郁），补左侧合穴（阴血虚），补右侧原穴（气虚）分别应验。

应验治疗：以患者全身震颤，和心中焦虑不宁能平缓的效果为应验标的。

心经：补左侧少海，震颤和平复焦虑的效果（＋），补右侧神门，震颤和平复焦虑的效果（＋＋＋）。

心包经：合穴、原穴、荥穴补泻，效果 0。

肝经：合穴、原穴、荥穴补泻，效果 0。

肾经：合穴、原穴、荥穴补泻，效果 0，泻右＋泻左侧涌泉穴，效果（＋＋＋）。

胆经、三焦经、胃经：各穴位补泻，效果 0。

应验思路解析：

第一步　筛查心经，补左侧合穴少海，震颤和平复焦虑的效果（＋），补右侧原穴神门，震颤和平复焦虑的效果（＋＋＋），提示患者心气虚为主，心血虚为辅是焦虑震颤不宁的主要病机。

第二步　心包经，合穴、原穴、荥穴补泻，效果 0，提示心包经没有参与发病。

第三步　肝经，合穴、原穴、荥穴补泻，效果 0，提示肝经肝火、肝阳等病机均没有参与发病。

第四步　肾经，合穴、原穴、荥穴补泻，效果 0，泻双侧涌泉穴，平复震颤的效果（＋＋＋），提示肾下元不足，水气上冲是震颤的主因。

第五步　胆经、三焦经、胃经，各穴位补泻，效果 0，提示阳经病没有参与发病，不是主因。

精准辨证： 根据当下应验的结果，可得出结论①心气虚，神不宁；②肾气阳虚，水气上泛。

精准治疗： 针灸选穴，先予调神，双头针精神情感区、印堂，导气到关元；再补双神门，泻双涌泉（导气守气向下）。另配合服用中成药：真武汤丸和甘麦大枣汤丸（分别补肾阳化水气及补心气安神）。

治疗回访： 诊疗结束后，患者的焦虑震颤症状明显安定，1 周内惊恐发作全身震颤的频率大减，睡眠改善。后续经过每周 1 次共 3 周针灸配合成药的持续治疗，症状好转，不再发作。

---------- **小 结** ----------

　　这个病例成功之处，得力于几个点：①对于焦虑，惊恐发作症的相关病机有相当清晰的认识，从而在患者应激状态无法配合查经的情况下也能有效地、有条不紊地展开应验筛查，精准锁定病机；②擅长把传统治疗经验和寻真诊疗思路有机结合，涌泉的安神效应，配合了寻真疗法对于水气上冲的病机认识，病在针刺中加入了导气向下，如虎添翼；③中成药的选取也是和寻真应验辨证结论相互呼应的，患者治疗中也反映，其间有几日因为一些原因没有按时服用成药，结果症状出现了明显反复，说明我们从应验到针刺再到中药运用的思路连贯性，绝对是病症治疗有效的金牌通行证。

本章结语

　　十二经病的辨证，是寻真疗法辨证诊断的重中之重。只有在病症诊断的第一步，把可能涉病的经脉准确地找出来，才可以保证后面查经、应验等后续步骤精准而有效地展开。如果第一步诊查目标就错了，那么后面一切动作都可能是白忙活。在临床上，我们中医大夫最常犯的错误，往往是以经验主义为上，盲目聚焦在某几个经验经脉上，结果忽略了本该涉及的全面病机的深入挖掘，导致最后得不到应有的临床疗效。这些错误的起始点，往往是因为对于十二经涉及的经症、气化症、脏/腑症的认识不充分，其中尤其是对经症及气化症方面的认识，是大家普遍的盲点。我想要强调以下几点。

　　首先，十二经病的经症部分，涉及十二经脉系统所有结构在身体上的分布区域，并非仅限于主经脉循行的路径，经筋、皮部、经别、络脉都会涉及。当然这当中仍然会有主次之别，按照临床重要性排序从高到低是主经脉、经筋/皮部（二者多数是重叠的）、经别、络脉。按照这个顺序去辨治病症，我们的临床视角就会更宽更广。例如一个上眼皮下垂的病例来诊，如果大家仅从脏腑辨证角度辨治，一般得出脾气虚的结论。程度好一点的可能从经脉分布的角度分析，考虑到上眼皮区有阳白穴往下延伸到鱼腰穴一带似乎都是胆经的区域，眼皮下垂可能是这一带的胆经牵涉的肌肉力量减退的原因。所以可能会在胆经找找穴位，然后在局部再来个鱼腰透睛明，但治疗后有没有效、好没好转就不知道了。有了寻真的思路，我们对上眼皮这一带的病症进行辨证，不但要精准依据上眼皮这个发病部位来定位该部位经脉循行所过最密切的经，如胆经，还要考虑周围其他经筋、皮部的高度重叠的可能性，那么与眼内外眦相连的膀胱经和三焦经，以及整个前额有经筋经过的胃经、大肠经等都要纳入诊查的筛选名单，依次逐一筛查下来，才能完整地把真正涉病的经脉一网打尽，否则，只从主经循行的视角去看问题，就会造成一叶障目的结果。另外，十二经之间的主经脉也经常有交叠的区域，这一点在脏腑病的辨治中也往往得不到足够的重视，例如对于咳嗽症的辨治，如果我们的视角只局限到肺经的病症，那么当你遇到了阴经中肝经、心包经、心经、脾经、肾经病导致的咳嗽，或者其他阳经连肺或过胸如少阳经、阳明经，甚至是膀胱经所引发的咳嗽症时，单纯治肺经是起不到多大效果的，立竿见影则更是无从谈起。《黄帝内经》中讲"五脏六腑皆令人咳"，如果从寻真经脉联系的角度去理解这句话，就完全明白其中的含义了。总之，有了寻真十二经脉系统之间交叉联属的全面视角，我们的临床辨治才不会缺胳膊少腿。

其次，对十二经气化症，很多人觉得识别起来不太容易，主要原因是我们对各经的五行属性和相关脏腑在气血津液代谢中的功能特点的认识不足。把这两点内容掌握了，我们对十二经气化症的辨识力就提高了。十二经脏腑症，这是大多数人最熟悉的部分，但其实这反而是十二经辨证中占比最小的内容，尤其是遇到一些疑难杂症的时候，单纯依靠脏腑辨证，很多人会陷入五脏辨证的泥沼中不能自拔，进退失度。其实辨证越是没有头绪的时候，越是要跳出脏腑辨证的固有惯性思维，多从经症、气化症的角度去看可能的发病环节和病机，往往能帮助我们快速点破窗户纸，看到病情的真相。

最后，十二经病主症是很多临床病症辨治的指引线索，在具体诊断中，还要结合查经评分，最后依靠应验治疗的结论来最终确定辨证结果。经脉实证状态时，十二经关联症尤其是它的经症，往往和较高的查经敏化压痛值是相互印证的，遇到经脉虚证的时候，则需要认识到该经血虚、气虚、阳虚等特殊状态下敏化值不一定和症状有相互对应，这时候必须依靠应验治疗对该经合穴、原穴等补法治疗来帮助我们进一步厘清相关病机，拨开迷雾找到答案。总之，以十二经关联主症线索作指引，敏化压痛来印证，用应验治疗下最后结论，这才是十二经病辨证的正确打开方式。

第四章

寻真疗法的实操要点

寻真疗法的实操步骤，最核心的是"查经评分"和"应验治疗"，此为笔者独创性的发现。在临床实操中，通常按照"初诊选经、查经评分、应验治疗、精准辨证、精准治疗"五步进行。

第一节　寻真疗法的实操步骤

一、初诊选经

初诊选经包括经络问诊、经络脉诊和经络舌诊三方面内容。

（1）经络问诊：帮助划定可能存在问题的经络范围，根据可疑程度高低列出需要详细诊查的经络名单。

（2）经络脉诊：定表里，浮取脉主阳经病，中取脉主阴经病，沉取脉主郁结在深部的二级病机，大致判断病位在表在里。

（3）经络舌诊：定虚实，定体质，协助判断气血阴阳的盛衰，以及气滞、血瘀、痰湿等症状的程度。

寻真疗法的特色选经思路中，寻真问诊、寻真脉诊、寻真舌诊等都可以是快速"抓独"选经的工具，作为提高寻真诊疗效率的手段分别独立应用。对这部分内容的精准掌握，核心在于运用寻真疗法的特色诊察框架对主症病机高度辨识，对寻真治疗师的精密辨证思路的要求较高，所以建议初学者对初诊选经中尤其是舌脉等内容暂缓学习。

取而代之的，是根据传统四诊内容提炼出辨证诊断线索，然后初步定出要重点精细诊察的相关经脉。除了稍微影响整体的诊疗效率，原则上没有冲突。

所以，对于初级阶段的学习者，不妨先着重学习与应用以"切触经络（尤其是'五输穴'）"为主的"查经评分"，再进行"应验治疗"。待到高级阶段，再学习寻真疗法特色的"问诊＋脉诊＋舌诊"合参，以便能够更加全面而精准地诊断、辨证。

二、查经评分

查经评分包括经络诊查和经络查经评分两部分。

（1）经络诊查：通过视、触、压等多种方法，尽可能全面地收集相关经络病变信息，为下一步应验治疗以及正式治疗提供诊断辨证依据。

（2）经络查经评分：在经络诊查的按压环节，还需要对十二经脉的部分五输穴、原穴和其他特定诊断用穴的压痛度和虚空度进行量化评分。根据诊查触诊感应和量化评分结果，可以大致预判十二经脉当前的虚实状态及其与主症病机间的关联度。

对于初级阶段的学习者，不妨暂且学习与应用以"五输穴"为主的经络切诊。待熟练应用之后，再扩展至"五输穴"之外的切诊，乃至舌诊、脉诊、望诊、问诊。

三、应验治疗

分析经络诊查与评分的结果，大概预判其涉及的病机关联性，再与患者主症可能涉及的病机对照，从而选定应验治疗的优先顺序。然后，对与病机关联的穴位给予补泻揉按，比较其对主症改善的贡献度大小，从而筛查出对主症改善治疗作用最突出的经穴。这是寻真疗法中最具特色也是最有优势的杀手锏。

四、精准辨证

有了应验治疗的精准定位，精准辨证就是水到渠成。

五、精准治疗

根据寻真精准辨证结论，锁定相应的经络，依其病情层次决定针灸的深浅与补泻方案，也可以依据同样的辨证方向给予药物、点穴按摩、刮痧、艾灸、拔罐等不同的治疗方法。

寻真诊疗五步法是整个寻真疗法诊疗程序的核心。在每个病案的诊治中严格贯彻这五步程序，是提高辨证治疗效率与效应的关键。下面用一个案例来演示五步法的要领。

病案

寻真诊疗五步法

病案：多汗症。

患者：中年女性，40 岁。

初诊时间：2024 年 1 月 24 日。

主诉：全身自汗 27 年，伴疲乏倦怠 19 年。

问诊：27 年前，患者在无明显诱因的情况下逐渐出现自汗不止的情况，多数是在双腋下区域明显，有时也会在腹股沟出汗。一般汗味不重，也没有突出的颜色。发作时间白天多于晚上。出汗在过度劳累及紧张焦虑时更明显。最近多数情况下，右侧腋窝的出汗较左侧更突出。在问询中，我们还注意到患者双眼有非常明显的黑眼圈，她本人同时还交代自己出生时体重过低，自幼年记事起都是每天早上流清鼻涕不止，曾经有过 3 次急性的肾脏感染史。2005 年前后，患者发现自己体力越来越差，疲乏倦怠情况逐渐加重，现在几乎起床后就感觉精神体力不济，一路挣扎直至睡觉。

最近尾间处痒，用了不同的外用药也没有好转。

舌诊：舌下色嫩稍暗，舌下络右侧长度大于左侧，颜色暗紫，舌面色淡红稍暗，舌体瘦长＋瓦片卷曲状，左侧舌体窄于右侧，舌苔薄白腻。

脉诊：右侧浮取细弦欠畅，中取寸弱，关尺细弦滑缓；左侧浮取弦滑细，中取寸尺弱，关细弦，力量弱于右侧。

寻真查经评分：三诊收集病史资料，考虑涉及出汗的可能成因与部位关系，决定对十二经脉给予全面诊查，结果如下：

三阳经：膀胱经左侧昆仑 10/10，胃经、大肠经左右两侧均 7/10。

三阴经：肾经左侧照海 9/10，阴谷左右两侧均 7/10；肝经左侧太冲 7/10，左侧曲泉（＋）。

二级病机：阴陵泉敏化左右两侧均 6/10。

◎【分析】

以上评分仅列出十二经中评分数大于或在 7/10 左右的经脉结果。

初步分析可见，患者有较突出的太阳风寒入侵，并影响了阳明经。同时肾阴虚、肝血不足并肝气郁结。

可是如果从肾阴虚与多汗的病机关系来看，患者应该更多是表现为夜热盗汗，且因为有热，汗味也多会较重。肝郁本身不会导致多汗，但郁热会迫使汗液外出，多数汗味也会较重。所以，从肝肾病机角度分析，这些高敏化的经脉穴位所反映的病机尚不足以充分解释本病例的发病机理。我们对于本例腋汗的实际病机是否与敏化的肝肾经有关仍是存疑的。

要确定肝肾是否参与病机，需要从应验治疗的结果来最终定夺。接下来，若从经脉关联的思路来探索更多病机可能性，就会发现，与腋下出汗关联最密切的心经、心包经、肺经，甚至是小肠经却都没有明显的敏化。

考虑到该患者右侧发病症状较重，不排除气虚导致各经敏化偏低的可能性，故决定应验治疗时，仍以经脉联属的密切度顺序来依次诊查：心→心包→肺→小肠→膀胱→肾（对经）→阴陵泉（二级病机）→肝→胆→其他，尤其要注意右侧补气（补右侧原穴）兼祛湿（补右侧合穴）的应验步骤。

应验治疗：以腋下潮湿收干为应验标的。

补右侧神门（排除了补左侧少海、补右侧少府、泻右侧少府、补右侧少海）：腋汗减为 5/10。

补右侧大陵（排除了补左侧曲泽、补右侧劳宫、泻右侧劳宫、补右侧曲泽）：腋汗减为 4/10。

肺经：无显效。

小肠经：无显效。

泻左侧昆仑＋补左侧照海：腋汗减为 3/10。

补右侧阴陵泉：腋汗减至 1/10。

精准辨证分析：依据应验治疗的结果可以得出，本例多汗症的基本病机如下。

（1）心气虚失于收摄。

（2）脾虚寒湿泛溢。

（3）肾阴虚合并太阳膀胱经风寒外束。

精准治疗：给予针刺补右侧神门、大陵、阴陵泉，补左侧照海，泻左侧昆仑。

治疗结束后，患者腋下及腹股沟均干爽无汗。10 日后复诊，全身各处及腋下自汗情况均明显好转，精神明显改善。1 次治疗后，尾闾附近的皮肤瘙痒也彻底消失了。

──────────────── 小 结 ────────────────

本病例展现了寻真疗法的完整诊疗过程。

首先，通过三诊提炼诊断信息；其次，选取特定经脉进行查经评分；然后对查经结果进行初步分析，列出应验治疗的筛查路线图；进而对各经给予补泻应验，最后得出精准辨证和治疗方案，并取得立竿见影的疗效。

通过不同途径的辨证信息的收集，我们发现，病史信息、查经结果与辨证结论间存在较大的差异，最后通过应验治疗，我们得以修正并精准定位辨证诊断。

这一诊疗流程展示了寻真疗法诊治各科病症的典型程序，也充分体现了寻真疗法的独特之处，它以临床实际效应为依托，摒弃了有些传统中医流派单纯依赖经验的实践方式。

第二节　寻真经络问诊

在寻真辨证步骤中，三诊选经是寻经诊疗的基础，也是我们获取临床辨证信息最关键的步骤之一。下面就给大家讲解一下寻真经络问诊的主要内容。

寻真疗法的初级辨证诊断，和传统中医一样，是从问诊开始的。问诊内容除了传统的十问歌外，我们特别强调从患者提供的信息中提炼出可疑受病经络的具体线索。所以，我们格外注重经络方面的问题，下面几点是提问和思考的重点。

一、查问发病部位所涉及的可能经络

需要详细询问发病相关的身体定位，例如头痛的具体定位，胃痛、腹痛的详细位置，尤其要问清楚与经脉分布区域的远近关系，以帮助我们缩小查经的范围。需要注意的是，发病部位涉及的体表范围并非仅局限于某条经脉的窄线状分布，而是较宽的带状分布的经络经筋和皮部范围。由于邻近经络间的经筋皮部经常交叠，所以在探查相关经络系统时，除了循行位置最接近的经脉外，邻近的经脉经筋的影响也不容忽视。越是接近体表发病部位，这种影响在主症表现上越突出。例如，头痛偏顶部头角的部位的疼痛，在经络分布上看似膀胱经最接近，但实际上，对于部分患者而言，胆经也可能密切相关，查经和应验治疗后，我们发现有可能胆经在缓解疼痛方面效果比膀胱经更好。另外，对于涉及胸腹背部的病症，不但要考虑体表的经络分布，还需要关注胸腹腔内走行经过的经络以及体表下镜像对应的脏腑相关经络。例如，当患者主诉心悸及心下悬空感时，我们在问诊的时候，不仅要把握直接对应的脏腑即心经，还要注意"心下"这个部位可能涉及的胃、膈等其他脏腑。因此，胃经、涉及膈的少阳胆和三焦经都应纳入考虑范围。此外，腹腔表面经过该部位的任脉、肾经，甚至脾经也需要诊查。同时，与心下胃、膈和心脏的关联经络相关联的胸腹腔内的肝经、心包经、肺经等也可能涉及。

当我们详细分析经络的走行与分布后，遇到这个病症时就不会把思维限死在心经。实际上，古人的思路确实比现代人高明。例如，对于"心悬"，《灵枢》中有"肾足少阴之脉"病候，"是动则病，饥不欲食……心如悬若饥状，气不足则善恐，心惕惕如人将捕之……"强调治疗思路集中的是肾经；而《金匮要略·胸痹心痛短气病脉证治》记载"心中痞，诸逆，心悬痛，桂枝生姜枳实汤主之"，看仲景的用药，可以感受到他思路的深广——桂枝走的是心，枳实、生姜走的是胃经。然而，如果分散来看，对于同样或类似症状，不同的医书观察角度不同，因此思路迥异，治法不同，这会让不明就里的人感觉很凌乱，莫衷一是。所以说，单纯依靠各个经典文献中的分散内容去全面把握相关病机是非常困难的。但如果我们能把经络走行的网络熟记于心，然后再去看各种症状的出现，就会发现不过是某条或数条经脉通行出了问题，只要按照我们的应验治疗程序一步步筛选，就能够非常准确地锁定相关病变经络，也就不会因为不同古籍或不同经方大师说出完全不同的诊断方向而大感困惑了。事实也是如此，我就遇到过一位新冠后遗症患者，他以"心悸"为主诉，在不同日期来诊。我依次用少海、陷谷、照海等不同穴位进行治疗。原因是，患者身体的经络系统经过新冠病毒感染，大病一场后，不是仅限于某一特定经络的损伤，而是在治疗过程不同阶段呈现出不同经络受病的表现。我们经过精准化的应验治疗程序，能够高效、精准地锁定相关经络，并快速获得满意疗效，这得益于我们对于经络循行的完整掌握。通过问诊，我们把与发病部位直接关联的经络选择出来，作为第一梯级的问题经络纳入下一步筛选的目标，即查经评分－应验治疗的对象。

二、查问主症发病特点与特征，以及其他与脏腑五行连属等相关联的症状

这一部分的问诊内容最富中医特色，而且是临床上帮助我们出奇制胜的法宝，不可小视。以下几点在问诊中尤其要着重关注。

（一）发病的时间特异性

如果主症的发病时间总是固定在一天中的某个特定时段，类似于《灵枢·顺气一日分为四时》所记载"病时间时甚者取之输"。高树中教授创造性地应用《灵枢》中记载的内容，针对各个发病主时相关经络的输穴进行治疗，堪称其临床治疗的点睛之笔。在总结和摸索时辰输穴治疗法的时候，我进一步发现，病症在特定经络主时时段内加重，多数是因为该经络中邪气过剩。所以当进入该经主时时段，流入该经的营气更丰富、充盈，以应对邪气过剩，导致正邪交争加剧，从而令病症表现加重。面对这种特点的病症进行经络治疗时，应当以泻实为基本原则，即不管阳经还是阴经，我都建议以泻法为先行。治疗的入针深度以达到营气层为主。只有运用泻法效果不佳时（多见于阴经），才会考虑变通使用补法。但这种情况在临床上相对泻法来说，比例较少。就治疗效果来说，发病 1 小时内进行治疗效果最好，除了针灸治疗，顺时针方向揉按该穴位150～300次就能达到等同于针灸治疗的效果。在其他时段，越靠近发病时段，治疗也越有效。

我举一个加拿大多伦多的远程求诊病例，这个病例的诊治过程特别能说明问题。患者为一位 70 多岁的退休男性华人，左侧肩膀疼痛 6 年余，经人介绍而求诊。患者 6 年来，每天凌晨 1 ～ 5 点间，都会被如百虫噬心

般的剧烈疼痛折磨得无法平卧入睡，仅能靠在沙发上至清晨 5 点后才能躺下稍微眯一下眼，极度痛苦。在多伦多当地，他尝试了各种治疗，包括针灸，但都没能取得任何效果。我在诊查这个患者的时候，最初考虑到患者的年龄和舌象上典型的肝肾阴虚等符合虚证的表现，建议他每晚睡前逆时针揉补太冲（1～3 点的主时经）及太渊（3～5 点的主时经）各 200 次。没想到，患者第一晚如法操作后，肩部疼痛加剧，而且持续时间延长至清晨 7 点才消停。我马上意识到，虽然患者诸方面体质显示为虚证，但发病经络存在严重的实证阻塞，导致该经主时时段的症状加重，不能补，故而第二天就当机立断，让患者反过来操作，以顺时针揉泻上述两穴，结果当晚患者即能安然入睡。此后，他连续一周依此法自我揉按治疗，数年之疾竟荡然无存，患者对此感恩不尽。另外，高树中教授提到，运用时辰输穴治疗法时，不宜和太多其他穴位混用，这条建议确实非常中肯。我个人发现，如果时辰输穴治疗法的选穴一定要和其他穴位混用，为保证效果，混用的穴位最好不要超过两个。时辰输穴治疗法还有一个特点：对该经的输穴进行补泻治疗时，并不一定和该经普通状态下的虚实状态相对应。如上例中的老年男性肩痛病例，患者虽表现明显的肝肾肺阴虚，却需要泻该经的两个原穴（输穴）才取得有效的结果，补法反而加重。

时辰输穴治疗法用得好，往往会在治疗瓶颈期带来突破性的战果。我治疗过一个每日早上起床时眼皮及足趾麻木的病例。该患者有糖尿病家族史，求诊前查出其血糖值接近临界值，非常担心血糖进一步升高引发糖尿病。他还注意到，每当头天晚上进食量大一点，或者糖分比重摄入偏高一点，次日早起时的眼皮麻木症状会加重；而到了下午，眼皮麻木和足趾麻木感就会减轻。在治疗早期，我们曾经通过应验治疗，抓住一次他有明显症状的时段给予寻真针刺治疗，结果那次治疗后，他的眼皮和足趾麻木消失了 3 个月未再发作。但是 3 个月后，他再次犯病前来就诊时，还是同样的症状，但我们用原来的方法就不灵了。连续治疗了 5 次，效果都不明显。详细问诊后，我注意到一个关键细节：患者的症状总是在早上 6 点左右起床时加重，如果偶然于 5 点前醒来，症状则相对轻微。这启发我，这可能又是一个"病时间时甚者"的病例。因此,我调整了治疗策略,给患者扎了4针,即泻双三间穴为主穴,配合泻右侧阴陵泉、泻左侧血海(上述阴陵泉、血海两穴是当时应验治疗能改善足趾麻木的穴位,故选择单侧运用),并建议患者睡前顺时针揉泻三间穴150次。

结果一次治疗后,患者次日即通过电话短信报喜,诉眼皮和足趾麻木没有再发作。经此病例,我越来越多地在常规针灸或中药治疗遇到瓶颈时,尤其注意询问患者病症是否存在明显的时间特异性,并针对性地运用时辰输穴治疗法,往往可以取得"柳暗花明又一村"的惊喜。

在这里,我列举一些在临床上比较常见但不容易引起注意的发病时辰特异性症状(表2),供大家参考。

表2 临床常见但不易引起注意的发病时辰特异性症状表

时间段	症状	相关经络
早上7点起床后~9点	鼻塞、咳嗽、咽不适、恶心	胃经
早饭后~11点前	疲乏、头晕	脾经
中午11点~午后1点	胸闷心慌、嗳气打嗝等	心经
下午1点后	眼酸累、瞌睡、头昏或头晕、咳嗽加重等	太阳小肠经、膀胱经
下午5点后	发热、疲乏肢软、恶心作呕、尿频等	肾经
晚上9点后~凌晨1点	发热、过度兴奋、入睡困难、尿频尿急、皮肤瘙痒等	少阳三焦经和胆经
半夜1~3点	早醒、胃痛、肩痛、腰痛等	肝经
清晨3~5点	早醒、肩痛或呼吸道症状等	肺经
早上5~7点	早醒、咳嗽、腹泻等	大肠经

(二)发病的季节特异性

患者的主症与季节之间的关联特异性也是一个需要注意的问题。当然,这一类患者多数是慢性病,因其病程长,时间跨度大,时间关联性更容易被注意到。我治疗过一个PTSD(创伤后应激障碍)及慢性疲劳综合征复合患病的患者，他的主症是疲劳，严重程度几乎达到每天无力起床及完成基本生活自理。在我的诊所里调治了数年，针灸后当日感觉尚可，但次日即复旧，就这样反反复复，数年过去，鲜有明显的好转。突破出现在我观察到这位患者夏天来看病的频率疏于冬天。经询问得知，夏天日照时间长、气温暖和，患者的状态就好一些；到了秋冬，潮湿寒冷的天气一来，患者就感到非常疲累怕冷，精神状态下降。于是我们调整治疗方案，摈弃了原来疏肝健脾的常规思路，改为夏春补心肾阳，秋冬补肺脾气，兼清阳经风寒湿，辅以温针灸。每次治疗选穴不超过4个穴位，多数一穴一针。患者对这种简方轻治的治疗思路反应大大好于过去的传统取穴，针灸后精神体力均大大好转，疗效维持时间也明显延长。

类似的，对于银屑病患者皮疹秋冬季加重、夏天缓解的现象，也应该遵从类似的思路，从阴经病的阳气不足和阳经病外感风寒湿邪两方面考虑，以提高治疗的成功率。

（三）主症发病时的加重与缓解因素，以及兼症表现的特异性

日夜差异：如果症状并非局限于某个时辰，但确实存在白天与夜晚的差异性，这也能帮助我们更精确地辨证判断病机的阴阳属性。一般来说，白天属阳，白天症状重者，提示该主症的属性多为阳性的病邪，如风邪、热邪、血热、湿热等；夜晚属阴，夜晚症状重者，提示该主症的属性多为阴性的病邪，如寒邪、瘀血、寒湿，或者阴虚热。所以，咳嗽夜甚者，可能意味着风寒、肺寒饮证或肺阴虚证。对于皮疹，仅是白天痒者，多为风热，晚上痒者为阴虚，而白天、晚上均痒者，则提示既有血热也有阴伤。

饥饱差异：若症状进食后加重，如嗳气增加且声音响亮，或者腹胀矢气加重，多数提示该病症为实证，需要采用泻法祛邪。反之，如果症状是空腹后加重，如胃痛、泛酸、嗳气等加重且声音偏低沉、安静，则提示该症状为虚证，需要运用补法扶正。对于饥饿痛为主诉的胃痛病例，我们尤其要注意脾胃虚与寒的病机。我就曾经遇到过一位胃脘痛患者，遍用舒肝和胃健脾等治疗方法，却效果不佳。最终，我抓住患者胃痛为饿痛并喜暖

的特点，用了小建中汤，一次就把胃痛控制住了。小建中汤证患者的特点是面部偏虚白，患者多在半夜因胃痛被痛醒，或者在早上 5～7 点醒来时胃痛，腹部中脘处虚空、柔软且温度偏低。

动静差异：症状是休息后改善还是加重，也有特别的诊断意义。一般来说，人体休息时气血运行缓和下来，充分的静养对于体质弱、气血虚的人，是修复气血的好机会。在早上休息结束后症状得到改善，即为虚证的辨证诊断根据；如果症状不缓解反而加重，就提示长时间的静养令全身经络中的气血运行更慢了，原来堵在经络里的外邪，或痰湿、瘀血、寒湿等的实邪阻塞情况在休息结束后更突出，即是邪盛的辨证诊断依据。

从这个角度来分析，对于以疲劳为主诉的病症，包括慢性疲劳综合征、桥本氏病，甚至部分的抑郁症，当患者主诉早上起不来、疲乏困重，甚至有晨僵时，寻真疗法的诊断思路多数是从寒湿气郁阻滞于阳经的角度去解读的，而由此出发，采用疏通阳经解表的治疗思路，疗效是非常突出的。而对于晨起精神好，但午后或者傍晚疲乏加重的患者，我们才会从虚证的角度出发，通过补阴经脾肾、养气血的思路去调治。这一点明显区别于目前通用的中医治疗思路。我用这个思路来处理桥本氏病、纤维肌痛症、类风湿关节炎、红斑狼疮关节炎等免疫性疾病，疗效都非常好，患者的晨僵、疲乏、身体困重累等症状均能在一至数周内快速恢复。

按压喜好差异：患者对于患病部位是喜按还是拒按，也是帮助判断虚实辨证的有力依据。例如，当患者出现头痛的时候，询问按压痛处是否感到头痛有所缓解，能帮助我们快速判断该头痛是实证还是虚证。喜按压，或者按压后缓解的，即为虚证；反之，则为实证。

需要指出的是，对于按压作用方式的描述需要非常明确。真正的"喜按压"是指自己或他人施以一个中等均匀的力度，多数为手掌根肉厚而不尖锐的一面，静止地按压在病位上，使病位处的病症程度减轻，或者使患者感到舒适、放松。这种按压并不是指那种按摩手法的揉按。因为揉按本身带补泻性质，不适合作为是否喜按的判断依据。当然，对于部分无法准确表述是否喜按压的患者，穴位上顺逆时针方向的揉按也能帮我们进一步判断该患病部位的虚实性质。若病症经过顺时针揉按后缓解或者患者感觉更舒适，则属实证；反之，若逆时针揉按后缓解或更舒适，则属虚证。这个顺逆时针揉按辨虚实的方法，我最近经常在临床治疗上运用，因为它能帮助我迅速判断发病部位的虚实状态，从而有效指导我下针后选择合适的补泻手法。有一点还要注意，病变部位的虚实状态和整条经络的虚实状态有时候并不完全一致。例如，在慢性虚证腰痛的患者身上，我们可能会发现，远端的膀胱经和肾经上的穴位喜揉补，而局部痛点则有的喜补有的喜泻，或者反之。这估计是和慢性病局部病位多数虚实夹杂的状态有关，这需要我们在治疗选穴时仔细分析并灵活应对，以取得确切而快速的疗效。

左右部位偏性：症状发生的左右偏性带有明显的阴阳偏性。在临床中，我观察到，病发于左者（尤其是初始发作部位），多以外感寒湿之邪或内伤偏阴血虚者为主；病发于右者（多数是初始发作部位），则多与内伤脾虚气弱，或者伤于外感风热、湿热、血热以及气郁火热之邪阻滞为主。所以，我们在明确患者发病部位后，还可以对患者的病情和基础体质做出预先判断，然后再根据实际情况参考处理。例如，一个急性面神经炎的患者来诊，看到他的面瘫是在面部左侧，我们就可以大致判断这是一个偏于风寒性的病症，这个判断能够帮助我们对接下来的治疗是采取放血还是艾灸有重要的参考意义。但如果换个患者，其面瘫反复发作或者经久不愈，那么发病在左侧的病症还很可能提示着深在的阴血不足问题。此时治疗不但要疏通经络、发散阻滞的风寒外邪，还要适当养阴补血以固本。同理，对于五十肩，若病症发于右侧，往往提示患者存在脾胃气虚、经脉空虚基础上的痰湿留滞，治疗上需要注意加强补气、化痰、祛湿的力度；若发于左侧，则需要以补阴血、温通经络、驱散寒湿为重点。

另外，病症发作的左右两侧不对等性，也有可能与少阳经系统失调有关，例如高低肩、长短脚、左右两侧出汗功能异常、皮肤感觉异常等，处理时，都不要忘了去查一下三焦和胆经的敏化异常。

上下部位偏性：症状发生的上下半身的差异性，也有助于判断病症的阴阳属性。上半身为阳，下半身为阴。风为百病之长，性喜清扬上窜，所以因风邪发病者，多数为上半身。因风邪多数和其他邪气裹挟而行，故而常见的以上半身发病为特征的病症当属风热为主的皮肤病如荨麻疹，部分风寒型的荨麻疹也是发作于上半身。另外，以因火性上炎、火热邪气主导的病症，以上半身为主症的也很多见。寒、湿、阴虚证这类属于阴性的病症，发病多集中在下半身。

其他信息：患者的年龄和发病时长也是影响治疗效应的重要因素。年长者经络中营气虚，治疗时经络反应的快慢与质量都会受到影响。例如对于应验治疗的反应，年纪大尤其是病史长的患者，我们在治疗前心中就会有一个预判，他们可能很难在应验治疗的当下取得百分百的快速疗效。应验治疗当即取得效果达不到八成者，正规治疗的疗效也很难有显效，或者持续时间不长，多数不超过 3 天。女性患者的经产史也很重要，尤其要加以注意症状与月经期或排卵期的关联性。例如，痛经在经前或排卵期发作，多与肝郁气滞有关；行经期痛经者，多属于寒、瘀；而经后发作者则多为血虚。经血的颜色、质地、月经周期长短等，也都有重要的诊断辅助意义，在此不一一赘述了。感兴趣的读者可以结合寻真疗法的网上专病课程进一步学习。

三、根据八纲 + 脏腑辨证询问相关信息

八纲辨证是中医内科诊疗程序的核心，也是寻真疗法辨证程序中一直贯穿的主线。我们以人体左右定阴阳，脉诊、经络和舌诊都以此为总纲。在脉诊中，浮中沉取不同层次定表里；经络中，则是以阳经和阴经分出表里两层。需要指出的是，问诊中有一条重要的信息常常被临床大夫忽视，那就是发病诱因。在很多临床病例中，患者是讲不出什么时候、因为什么原因发病的。这种情况下，请大家尤其要记得这可能是由风邪致病，因为风邪具有穿透力强、伤人于无形的特点。

我举两个例子。第一例是一个网上咨询的病例，患者表示"早上起来莫名其妙感到困累，提不起精神已有 3 个月"。经过详细问诊，我们发现

这个患者各方面都很正常，除了早上精神差、想睡觉外，饮食、月经、睡眠等各方面状态都很好，指导查经络后，各个阴经也都没有发现明显敏化。于是，我把注意力放到早起这个时间段与阳经的特殊性关联上，再通过详细追问，确认这个病症确实是在没有明显诱发因素的情况下发生的。基于这些分析，我决定把诊查重点放到风邪入侵阳经的病机上。结果，在患者左侧膀胱经的申脉附近，我找到了最强的压痛敏化，于是建议患者自行艾灸或按摩该敏化点进行治疗。1周后患者反馈，经过 1 次半小时的艾灸治疗后，她的晨起嗜睡疲困就"不翼而飞"了。然而，1 年后，这位患者又以类似的病症回来问诊。她表示，自己按原先的办法按摩和艾灸申脉穴，却没效果了，故再找我求治。我依据同样的思路，但鉴于太阳经治疗不奏效，我推测外感入侵，停留阻遏阳气的地方不在太阳，于是，我建议患者在少阳、阳明经上寻找敏化点。这一次，在曲池找到了新的敏化点。我指导她用同样的办法艾灸曲池，效如桴鼓。通过这个病例两次的治疗，我对风邪入侵、伤人无形的认识有了量级的跃升，也对阳经病、卫气受邪可能出现的临床表现有了更广阔的视角。

第二个病例就更有趣了。一位患者自称对手机信号、Wi-Fi 等电子波过敏，询问能否治疗。患者因为对环境中的各类电子信号与电波极为敏感，导致失眠、焦虑、抑郁，并感觉恶心欲呕。这个患者在网上下载了一大摞的资料并打印出来给我看，希望我能为她解除困扰。在初次接触这些资料的时候，我也是一头雾水。毕竟这种病，咱家几千年前的老祖宗肯定是没见过的，我也没见过当代国内外有哪本书中提到过相关的病机与治法，甚至于包括西方社会的大多数主流西医仍否认这个病的存在，认为它仅仅是患者心理作祟。经过一番思考后，我得出结论：不管怎么说，患者身体的不适摆在那里，我们不可能像某些"西医权威"那样，凭一己一时的偏见和短视，对患者的诉求坐视不管。其实如果我们静下心来仔细分析，还是可以看出一些线索的。首先，这也是个"发于无形"的病症，风邪入侵的可能性不可否认，而电子微波信号这类东西不就是一种类似"风"的具有穿透性的物理能量形式吗？其次，她的症状，包括呕吐、恶心、焦虑、抑郁等，都可以在少阳证中找到对应。所以，我就在患者的胆经和三焦经上找到高敏化点，并结合患者的脾虚体质，给予针灸，着重疏解少阳气机，并健脾补气。总共用了双足临泣、左中渚、右太白，共四针。患者数月以来的苦难，经过仅这一次治疗就解除了。一直听人说"中医需要现代化""中医需要与时共进"，言下之意是说古老的中医落伍了，跟不上时代的脚步，治不了现代病了。殊不知是"现代中医们"没有好好继承、学深学透古人的思想，手上拿着老祖宗的宝贝，不识货也不会用，却在骂老爷子给他留下一堆破烂玩意儿不值钱，真心汗颜啊！

我举以上两个病案是想给大家指出，临床上很多症状的发生都可能和因风邪而起的三阳经受病状态有关。阳经受病的状态即是"表"，这些"表"的临床症状表现，很多不是传统意义上的"表症"，我们不要把诊断思维限死在单纯的头痛、发热、咽痛、咳嗽这些浅显的表证症状上，而应该把视野放大到手足三阳经涉及的太阳、少阳、阳明三个系统的经络循行症、经络气化症和经络腑症上去。在八纲辨证中，阴阳的辨证落实到阳经、阴经的对应上，就有了更精准的着力点，表里也更分明了。接下来的寒热和虚实四纲多数和里证相关。涉及里证的辨证，就要更多地参合脏腑辨证来细化。这时候，肝、心、脾、肺、肾及心包六大阴经系统的相关症状的问诊尤为重要。在问诊获取发病部位、发病特点等相关信息后，多数已经集中到某个或某几个目标阴经。我们这里针对阴经脏的问诊主要是为了鉴别诊断。例如，一位患者被西医诊断为"花粉症"，其症状包括常年鼻塞、打喷嚏、流清鼻涕，但无季节差异性。舌象显示胖大淡并带明显齿痕，脉象显示浮取无、中取细弱、沉取无。总结一下，患者症状季节性不强，脉象提示阳经病不显著，舌象上看属脾虚湿阻，而肺肾气阳虚的可能性也不能排除。

那么如何进一步精细化辨证呢？我们就需要关注发病诱因、加重和缓解因素特点，以及脾的消化、水液代谢，肺的呼吸，肾的小便、夜尿以及腰膝酸软等相关症状，通过细致的问诊，进一步缩小诊断范围。再通过精炼的查经名单进行查经，并运用应验治疗，最后锁定病机，集中治疗。

关于寻真疗法中独具特色的舌诊和脉诊的具体运用，我们将会另辟章节讲解。这里先略过。

第三节 寻真疗法的查经程序

寻真疗法的查经程序，是在通过问诊、舌诊、脉诊充分收集诊断信息后，得出精简的诊查经络名单，进而进行针对性的经络诊查。这一过程主要包括以下两个步骤：①经络诊查与评分；②经络初步辨证分析。因经络初步辨证分析系根据查经评分结果与穴位的穴性功能，基于中医生理病理关联性推导出初步的辨证结果，相关内容暂略，故此处重点介绍经络诊查与评分。

寻真疗法的诊查程序是，操作者运用视触压按的手段，诊查患者经络循行部位的病理变化，并结合患者对敏化部位的评分，对相关经络与主证病机的密切关系度做出初步评估。诊查的内容包括：

（1）查视病变部位皮肤表面的变化，并记录。

（2）触摸查看局部温度和质感的异常，并记录。

（3）按压查看压痛点反应和抵触虚空感等体征，给予评分并记录。

（4）同经左右两侧对比，异经间对比，找出阳性体征最明显、评分最高，并与主症病机关系最密切的数条经络，为接下来的应验治疗和正式诊断提供依据。

经络诊查具体的身体部位包括头颈部、胸腹部、四肢及后背。我们的循诊步骤并不要求每个患者、每次治疗时都要全身从头到脚、从前到后整个过一遍，而是根据患者的具体病症来选择查经的部位。一般推荐必查四肢并给出评分，此外还需要查一下主症涉及的身体特定区域的经络。例如，患者以脱发来诊，那么除了常规的四肢部的查经评分记录以外，一般再加上头颈部的视触压按并详细记录。头颈部的诊查涉及头面主诉的病症，如头痛眩晕、脱发脑鸣、震颤以及五官科疾病等。胸腹部的诊查涉及胸部及腹部的病症，如胸痛气短、胸闷、胃痛腹痛、胁肋痛、便秘腹泻、减肥，以及妇科疾病如闭经、月经过多或淋漓不尽、子宫肌瘤等，此外还有泌尿系疾病，如尿频、尿不净等。背部诊查一般与背腰部的病症相关。另外，对于某些慢性、顽固性的全身性疾病，需要用到背俞穴治疗的病例，也会应用背部的诊查。

一、头颈部的诊查

1. 头颈部的视诊

头颈部的视诊，主要针对病变相关的头颈部发病部位周围，或发病部位所涉经络在头颈部沿线分布路径上的皮肤表面，需观察皮肤是否出现局部异常表现，例如颜色改变、隆起或凹陷等。

2. 头颈部的触诊

头颈部的触诊，主要是触查病变相关的头颈部发病部位周围，或者观察发病部位所涉经络在头颈部沿线分布路径上的皮肤表面温度，皮肤及皮下组织的松紧度、柔软度是否出现局部异常表现，例如局部温度升高或低于周围组织，异常的紧实或者松弛，以及异常的细腻致密或粗糙等。

3. 头颈部压痛点和虚空点的诊查与评分

头颈部压痛点和虚空点的诊查与评分，这是经络诊察的重中之重。主要是对发病部位周围的经络穴位或局部阿是穴，通过按压评分来评估压痛度和虚空度，根据评分高低来判断主症与发病部位周围经络间的病机关联度。评分越高的（如压痛越高或者虚空越大者），该经络参与相关病机的可能性越大。以上三方面的诊查，尤其要注意记录身体左右侧间、发病部位与健康部位间的差异。

以耳鸣为例，头颈部的诊查流程如下。

首先，观察患病一侧的耳郭周围乃至头部、枕颈部皮肤与对侧正常部位间有无明显的颜色差异、包块或凹陷。如果观察到耳郭周围明显发红，则提示可能有郁热结于局部经络；如果耳前或耳后的穴位存在明显凹陷，则提示相关经络气血不足。

其次，轻轻触查耳周、同侧头皮和枕颈部，感知皮肤温度的变化以及皮肤紧实与松弛异常情况，并与身体对侧部位进行对比，查看二者间明显的差异。如果局部温度偏低且皮肤紧实，多提示为风寒一类的外邪阻滞；若皮肤松弛，则多为气血不足之象。

再次，在耳周相关的各经络穴位上，如胆经、三焦经、小肠经、胃经，甚至是大肠经和膀胱经上进行按压，寻找压痛最敏化或虚空最明显的点，并予以评分。例如，若耳周的翳风穴压痛最明显，而听会穴虚空显著，就可能提示邪气堵于三焦经而胆经气血不足，影响了卫气抗争的能力，导致病情迁延不愈。因此，下一步治疗时可能需要用到较多的补益方法。

最后一步就是把上述三个诊查步骤中获得的异常信息详细记录下来，为下一步整体分析、辨证及精细化治疗提供参考。

二、胸腹部诊查

1. 胸腹部的视诊

在胸腹部的视诊中，主要关注病变相关的胸腹部发病部位周围，以及发病部位所涉经络在胸腹部沿线分布路径上的皮肤表面，需观察皮肤局部的异常表现，例如皮肤颜色改变、隆起或者凹陷等。例如，便秘的患者腹部是鼓胀膨隆的还是凹陷的，尤其是胃经天枢穴及脾经大横穴一带是隆起还是凹塌的，这些信息能帮助我们初步判断便秘是实证还是虚证，指明诊疗方向。

2. 胸腹部的触诊

胸腹部的触诊，主要是触查病变相关的胸腹部发病部位周围，或者发病部位所涉经络在胸腹部沿线分布路径上的皮肤表面温度，皮肤及皮下组织的松紧度、柔软度是否出现局部异常表现，例如局部温度升高或低于周围组织，异常的紧实或者松弛，以及异常的细腻致密或粗糙等。例如，便秘患者如天枢穴紧实、大横穴松软、章门穴一带均紧张，则提示该患者的便秘是脾虚肝郁并有肠腑瘀滞所致。

3. 胸腹部压痛点和虚空点的诊查与评分

胸腹部压痛点和虚空点的诊查与评分，这是经络诊察的重中之重。主要是对发病部位周围的经络穴位或者局部阿是穴，通过按压评分来评估压痛度和虚空度，根据评分高低来判断主症与发病部位周围经络间的病机关联度。评分越高的（如压痛越高或者虚空越大者），该经络参与相关病机的可能性越大。仍以便秘为例，在这一步中，我们可以对天枢穴和章门穴的紧实压痛进行评分，结果发现，天枢压痛仅 5 分，而章门压痛拒按，评分 7 分，大横穴的虚空评分度为 ++。对这三个穴位的评分综合分析后即可得出结论：此便秘为脾虚肝郁并以肝郁气机阻滞为突出矛盾的证型。

对于腹部各部位与经络的诊查，我们有两个不同的诊查路线图，供大家参考。

（1）《黄帝内经》《难经》的五行方位图路线：以《黄帝内经》和《难经》中记载的五行方位腹诊图为基础，诊查身体五行脏腑的寒热虚实状态。以肚脐为中心环，代表中土；中脘至剑突一带为南方火，代表心脏区；左侧肋骨下至腹股沟从过天枢穴胃经垂直线以外至侧腹线一带为西方金，代表肺脏区；右侧肋骨下至腹股沟从过天枢穴的胃经垂直线以外至侧腹线一带为东方木，代表肝脏区；下腹关元穴以下至中极穴耻骨联合一带为北方水，代表肾脏区。五行方位图的腹部诊查有利于我们初步掌握五脏的虚实寒热状态。例如，心区虚软甚，提示有心气不足的趋势；中脘以下至脐周的区域触感寒凉，提示脾胃寒，如果再加上触感虚软，则提示脾胃虚寒。

然而，五行方位分区仅仅是大致的参考划分区域。因涉及范围大，且各区间没有绝对的分界线，因而在诊断上先天不足，精细化诊断说服力不强，导致临床上似是而非的结论很多，不利于进一步推广应用。我本人多以此法作为腹部视诊及触诊的起步式。先用这个方法大致了解体内各脏腑的虚实状况，如果能探查出寒温变化则更好。在此基础上，再加入脐中十字线的各经络穴位诊查，以增强精细化与准确度。

（2）以肚脐为中心的十字线诊查路线（图1）：以通过脐的纵线任脉上的穴位，以及横线上下的肾经、胃经、脾经、胆经和肝经的穴位为诊查重点。

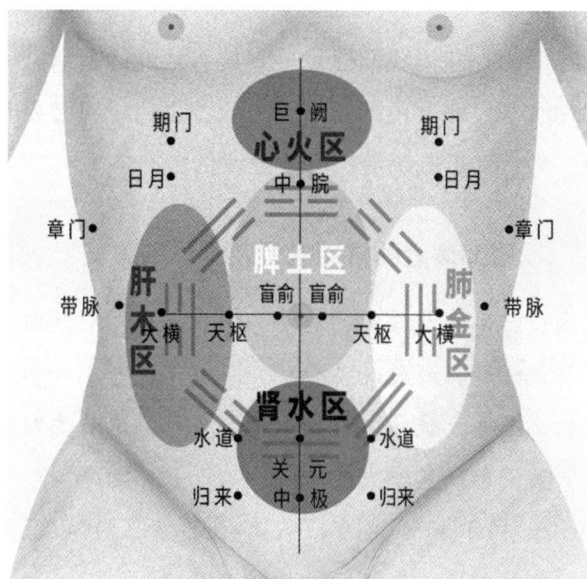

图1　以肚脐为中心的十字线诊查路线图

以闭经为例，其成因可能涉及肾阴虚、肝血虚、脾虚气血不足、肝气郁结、瘀血、寒湿下注胞宫等多种因素，也有可能是心血虚及心包瘀阻。我们在腹诊时，先从五行方位图查，如果这个患者的腹部心区（心包区）虚空柔软明显，则提示心血不足；如果鸠尾巨阙穴附近紧张压痛明显，则可能提示心与心包瘀阻；如果中脘到气海一带虚空并寒冷，则提示脾虚、气虚；如果关元以下虚空并寒冷甚，则提示肾气阳虚寒湿；如果不冷反温，则提示阴虚。接下来再加入脐中十字线的诊查，我们主要查看大横穴的虚空状态，如果右侧虚空大于左侧，则提示脾气虚为主；如果左侧虚空大于右侧，则提示血虚为主。另外，章门穴的诊查可以帮助我们判断是肝郁气滞还是脾虚占主导，当章门穴一带按压紧张，喜顺时针揉泻的时候，提示肝郁气滞为主；当章门穴一带按压柔软，喜逆时针揉补的时候，提示脾气虚或肝血虚为主。归来穴的诊查尤为重要。如果按压时感觉虚空、松软，且喜揉补，则闭经以虚证为主，需要大补气血阴，增加化源以促进经血再生；如果按压时感觉紧实、发硬甚至有压痛，且不喜逆时针揉补而喜顺时针揉泻，则提示闭经以实证为主，治疗上则适合活血通瘀、温宫散寒等措施。

可以说，腹部诊查能为我们提供最直接有效的诊断信息。我们一般建议，对于主症在腹部发病部位的压痛点，应予以标记，必要时做好初始压痛评分的记录，为下一步应验治疗的疗效评估做准备。

腹部诊查的常用穴位及其诊断意义

鸠尾、巨阙：提示心及心包的病变。虚空感提示心气血虚，紧实感提示为实证，可能是气郁、瘀血或痰滞。

上脘、中脘、下脘：提示脾胃的病变。皮肤触感热为内热，凉为脾胃里寒；皮肤紧张为气郁，虚软为气虚。

气海、关元：提示脾肾的虚损状态，虚空凹陷越大，虚损程度越明显。

肓俞、天枢、大横：提示肾、胃、脾三脏腑的虚实状态。触感越虚空者，虚损状态越明显。天枢或大横压痛或紧张，提示肝气郁结。

章门、期门：提示肝的病变状态。章门穴也是脾的募穴，章门穴压痛多提示肝脾不调。章门穴紧张而压痛，提示肝旺克土；章门穴虚软而压痛，提示脾虚肝郁。

水道–归来：是妇科月经病的诊断要穴。水道–归来穴紧实为实证的指征，虚空是虚证的指征。对于月经失调、闭经，二穴的虚空和紧实是辨证闭经虚实性质的重要依据。

三、四肢部的诊查

1. 四肢部的视诊

四肢部的视诊，主要关注病变相关的四肢发病部位周围，以及发病部位所涉经络在四肢沿线分布路径上的皮肤表面，需观察皮肤局部的异常表现，如皮肤颜色改变、隆起或者凹陷等。例如，急性胃痛的患者，在四肢末端胃经、脾经附近是否会发现局部的颜色改变、瘀青或者血络等，穴位附近是否有突出的肿胀、凹陷等。涉及四肢的疼痛、水肿、麻痹等症状就更不必提了，一定是要仔细观察，留意四肢各相关经络上的异常征象。

2. 四肢部的触诊

四肢部的触诊，主要是触查病变相关的四肢部发病部位周围，或者发病部位所涉经络在四肢部沿线分布的路径上的皮肤表面温度，皮肤及皮下组织的松紧度、柔软度是否有异常表现，例如局部温度升高或低于周围组织，异常的紧实或者松弛，以及异常的细腻致密或粗糙等。例如，对于急性胃痛的患者，要留意其胃经的陷谷穴、足三里穴，胆经的足临泣穴，或者大肠经的合谷穴、曲池穴附近是否紧张，皮肤温度是升高还是降低，这些都可能会给我们不同的诊断提示。陷谷穴紧张、皮温低，提示风寒湿邪入侵胃；如果足三里穴虚软凹陷，则提示脾胃虚；如果胃经无相应反应，反而是胆经的反应大，则提示该胃痛症实为邪入少阳。在部分患者身上，四肢末端的阴经原穴的皮肤触感细腻致密是虚证的典型反应。大家可以去仔细观察一下，肾虚的患者在太溪穴上不但可以摸到明显的虚陷空凹，该穴位附近的皮肤也会特别细腻光滑。

3. 四肢部末端的压痛点和虚空点的诊查与评分

四肢部末端的压痛点和虚空点的诊查与评分，是经络诊察的重中之重。主要针对四肢末端十二经脉的五输穴，部分诊断特定穴如血海、丰隆，以及在特定情况下对部分郄穴、络穴及下合穴等，通过按压评分来评估压痛度和虚空度，根据评分高低来判断主症与相关经络间的病机关联度。评分越高的（如压痛越高或者虚空越大者），该经络参与相关病机的可能性越大。仍以急性胃痛为例，在这一步中，我们对四肢末端可能涉及的各经穴位进行按压，取得压痛和虚空度评分。由于急性胃痛发病时间短，涉及阳经的可能性更大，故而我们会将诊查的重点，即"第一梯队目标"，放在最常见的与胃有经络联属的阳经，即胃经、大肠经、胆经和三焦经上。"第二梯队"才会考虑其他阴经，如肝经、脾经、肺经、肾经和心经、心包经等。在按压诊查中，我们得到的最高敏化点评分发生在胃和大肠经上，而且在左侧胃经上的陷谷穴出现刺痛感的敏化压痛度评分高达9分，局部触感冰冷，皮肤薄且指下虚软，虚空度达 ++。所有这些经络体征帮助我们快速锁定相关病机——最大可能在于，在脾胃经虚的基础上，风寒入侵阻于阳明，引致胃痛，同时可能存在胃经气血不足的内在体质。但如果这个胃痛患者阳经上的敏化点不明显，我们就要继续寻找病机，将探查的范围延伸到阴经和其他二级病机上去。如果我们在右侧肝经的太冲穴上找到突出刺痛、胀痛性质的敏化点，评分为 8 分，则提示胃痛病机为肝胃不和、肝气郁结。

临床四肢诊查常用穴及诊断意义

1. 手足三阳经常用诊查穴位及其临床诊断意义

膀胱经：昆仑至束骨一带以及委中穴的敏化是太阳证的诊断指征。太阳寒水性质的膀胱经和寒邪同气相通，故而也是人体抵御寒邪入侵的第一道防线，膀胱经敏化多数以左侧为突出。如果膀胱经右侧的敏化度小幅度高于左侧，一般是膀胱经寒邪阻滞日久或因肾阴虚热而从热化。但如果右侧敏化度评分大幅度高于左侧，则可判断为膀胱湿热或者膀胱经气郁结、经络阻塞而起的腰背痛。委中穴虚空为膀胱经气血不足的征象，委中穴泡肿则提示膀胱经水湿郁阻。

胆经：足临泣至侠溪一带，以及丘墟穴、阳陵泉穴、风市穴。胆经穴位敏化是外邪入侵留滞少阳经的指征，为少阳证的诊断依据。如果丘墟穴敏化度最高，多提示在少阳经邪气留滞的同时，还存在突出的少阳胆经气血虚弱的状态。阳陵泉敏化高也可能是胆经阴虚或湿邪盛的指征。风市穴一般不作为常规穴来诊查，除非遇到胆经虚相关，尤其是涉及下肢的病症，如下肢痛、肢麻不用等。针对敏化虚空的风市穴的揉补或者针刺补法尤其好用。需要指出的是，少阳证本身即为寒热并现，所以胆经的敏化在病变早期，左右两侧的敏化趋势相若，或者在病变过程中左右交替都可能出现，治疗上宜根据临床具体表现灵活处理。

胃经：冲阳至内庭一带，以及足三里、丰隆以及上下巨虚穴等。胃经穴位敏化是外邪入侵留滞阳明的指征，为阳明证的诊断依据。阳明胃经属土，和湿邪同气相通，故而在英国这个潮湿寒冷的国度，风寒湿一类杂合而至的邪气入侵胃经的情况是非常多见的。这时候，左侧胃经内庭至冲阳一带的穴位敏化就会出现。除此之外，因为阳明胃具有盛化物的功能特性，当饮食结构失衡导致燥热留滞胃腑时，胃经热化的病情也会反映在右侧内庭穴以上各穴位的敏化上。丰隆穴是痰证的特定诊断穴，我们会在后续章节继续详谈。在实践中笔者发现，足三里穴高敏化的情况不如远端的冲阳至内庭等穴位常见，但一旦出现敏化，多数是胃腑功能出了问题。足三里虚空酸痛的敏化情况更多见，这是胃经中气血虚的表现。

小肠经：后溪至腕骨以及养老穴一带是我常用的寻真查经部位。手太阳小肠经属火性，它和足太阳膀胱经性质一寒一热，在邪气入侵时的表现截然不同。我观察到的现象是，寒邪常在膀胱经停留，但在小肠经上却因为它的火性难以久留，一般不超过两天，小肠经的敏化因而在诸多阳经里是最少见的。也正因为这一点，一旦小肠经出现敏化现象或者表现出很高的病机关联性，多数提示该患者小肠经气血较为虚弱，故而给了外邪久留的机会。我们对小肠经的治疗也因而多以补法为主，只有在经络联属性与主症非常明确而且小肠经敏化很突出的时候，才会考虑泻法先行。

三焦经：外关、中渚、液门和天井穴是三焦经中我最常用的诊查穴位。三焦经敏化既是少阳证的诊断指征，又因三焦作为水液代谢的通道，成为水气病的诊断要点（尤其是针对外关－支沟穴区诊查）。天井穴是三焦经的合穴，在三焦经阴血虚的情况下，左侧天井穴会表现出非常显著的虚空。

三焦经和胆经的敏化经常交替出现，而且二者间穴位敏化的左右趋向也多数是交替互换的。所以，在少阳证的诊断中，对于寒热性质的把握主要还是要综合考量胆经和三焦经的左右敏化情况，这一点在针灸治疗中似乎关系不大，但在中药治疗上则意义深远。例如，如果二经的敏化都在左侧，则少阳证的经典处方小柴胡汤中的黄芩、柴胡量则需要酌减，党参、法半夏、生姜的量可以微加；反之则凉药可稍多，温药酌减。如果二经中敏化一个在左侧一个在右侧，则小柴胡汤中寒热的用药就可以平衡使用了。

大肠经：多数在曲池、合谷至三间穴一带；另外，有大肠腑病变者除了查曲池穴外，也可能在手三里穴处查到增高的敏化。手阳明大肠经属金，偏燥性，大肠经作为外邪入侵人体的阳经系统，其手阳明经成为顺传顺序的最后一站。因其偏燥性，邪气多会化热灼津伤阴，表现为右侧大肠经穴位高敏化。当然，风寒湿邪直中大肠经的情况也是存在的，这种情况多数出现在病程早期，因寒湿直中足阳明胃经，进而由同名经的联属关系快速过渡到大肠经里来，导致左侧大肠经穴位敏化性增高。对于风热邪气而言，由于其风、火、热属阳的特性而趋向上扬，更容易侵袭身体上半身。这些邪气从火性，理应先入侵小肠经，但由于小肠经不留邪的特点，加上热邪易伤津化燥，很容易转入到手阳明大肠经，这时候右侧大肠经的穴位敏化就会非常突出。病情如进一步发展，就会由大肠经快速传邪入肺。

风热邪气的另一条入侵途径是，邪气如果从风性，则会入三焦经并进而转入厥阴心包经。这正是温病经典《温热论》里提到的"温邪上受，首先犯肺，逆传心包"的由来。由此可见，实际上温病卫气营血辨证中的卫分证，辨的就是在手太阳－阳明－少阳这一层的病症。一旦邪气进入肺经、心包经，并进而入心经、肝肾经，就形成了气分、营分和血分证的各个层次。有了寻真疗法提供的视角，尤其是结合穴位敏化分级的精细化结果，我们就可以更精准、有序地进行温病的辨证，精细定位气分、营分与血分。

2. 手足三阴经常用诊查穴位及其临床诊断意义

肝经：行间、太冲、曲泉及蠡沟穴。肝经穴位的敏化有各自显著的诊断意义。行间穴敏化提示肝热肝火。如右侧敏化，则提示肝火盛；左侧敏化，则提示肝火旺的同时，存在一定的肝阴伤。太冲穴敏化提示肝郁并肝血阴虚。如右侧太冲敏化，则提示肝气郁结可能有化热；左侧敏化，提示肝气郁结；如果同时该穴触感虚空，则提示其肝血虚、肝阴虚，导致肝气失养郁结。曲泉穴是肝经的合穴，提示肝的阴血寒湿等状况。如果曲泉穴虚空度高，压痛敏化度也高，多提示肝阴虚有热，左侧敏化度高以阴虚为主，右侧敏化度高则以化热为主。如果曲泉虚空但压痛敏化度不高，并以酸痛为主，提示肝血虚；如果曲泉虚空度不高，紧实或泡肿感明显甚至伴有刺痛，则提示肝经瘀血或者寒湿等病机的存在。蠡沟是涉及盆腔及下腹部肝经循行部位湿证病症的诊查穴位，蠡沟敏化增高，多提示肝经湿与热的病机。左右两侧的不同敏化评分提示湿与热的趋向度。

脾经：太白、公孙、三阴交、阴陵泉、血海等穴。脾经上的穴位在脾气虚的情况下多数呈现虚空度增高，如果合并湿邪停滞，则会有泡肿压痛敏化增高。如果是湿化热，则右侧敏化增高。需要指出的是，阴陵泉是湿、水饮、水气病的诊断特用穴。我们会在后面二级病机查穴部分详细讨论。血海是全身血液相关病症的诊断穴。三阴交是肝、脾、肾三经的交会穴，肝肾阴虚、脾虚湿阻均可能在此穴出现敏化增高。三阴交虚空度增高是阴血虚或者脾虚的指征，有刺痛者为阴虚，酸痛或者无痛者为血虚、气虚。三阴交泡肿压痛敏化增高者，提示湿邪停滞，或伴有瘀血证。一般在脾虚证的情况下，太白、公孙一带多表现为虚空，敏化压痛不显；但在某些特殊情况下，太白、公孙一带会和阴陵泉穴形成反向互动，即太白、公孙敏化刺痛，但阴陵泉穴却表现为虚空而压痛不突出，这和太白、公孙虚空而阴陵泉穴敏化刺痛的临床意义是一样的。

肾经：然谷至复溜一带以及阴谷等穴。肾经的穴位压痛敏化增高，尤其是伴有穴位虚空者，提示肾阴虚；如果压痛敏化度不高，但穴位虚空度很明显者，则提示肾气虚、肾阳虚。尤其要注意起初触感泡肿，重按虚软无力的肾经穴位，这是肾阳虚伴有寒湿堆积的表现。在肾阴虚热的发病中，阴谷穴的压痛敏化有时比远端的太溪穴等更突出。另外，很多肾阴虚合并肾气虚的患者，肾经的敏化压痛会因肾气虚而弱化，查经表现上会出现临床和舌脉与查经评分不一致的情况，这些都需要留意。

肺经：尺泽、太渊、鱼际，有时也包括列缺、孔最，以及中府、云门穴一带的穴位。肺经上的尺泽穴是最常出现敏化的穴点，我们经常会把尺泽穴和鱼际穴的敏化对照比较，从而帮助了解肺经的病变状态。尺泽穴虚空明显者多是肺阴虚的表现。如果左侧虚空并刺痛、敏化高，提示肺阴虚为重；如果右侧刺痛、敏化更突出，则提示肺阴虚火旺。这时候也可以查看一下鱼际穴，因鱼际穴是肺经的火穴，肺实热的时候右侧鱼际为敏化集中点，如左侧鱼际敏化更高，则提示肺热有伤阴。如果左侧尺泽敏化和右侧鱼际敏化同现，就提示肺热伤了肺阴，反之右侧尺泽敏化和左侧鱼际敏化，则提示肺阴虚并热甚。如果尺泽穴泡肿、厚实、不虚空，则提示肺中痰饮实邪蕴结。左侧压痛强为偏寒性、湿性的堵塞，如寒痰、寒饮；右侧敏化强则提示热化，如痰热。中府、云门一带以及手掌大鱼际一带肌肉虚软凹陷的深度和宽度提示了肺的气阴虚损的程度。左侧凹陷更突出提示肺阴虚，右侧凹陷更突出则提示肺气虚。

心经：少海、神门、少府穴。少海穴、神门穴及少府穴也经常被用来相互对照，以帮助判断心中气血阴阳的虚实状态。例如，左侧少海穴紧实并伴有刺痛者为心血瘀，右侧则提示血热。左侧虚空并酸痛者，提示心血虚；如果刺痛明显，则提示心阴虚。如果神门或者少府穴敏化度高于少海穴，则心火的程度更重，在右侧敏化度更高的情况下尤其如此。

心包经：曲泽、内关、大陵、劳宫穴。这四个穴位分别代表心包经的合穴、络穴、原穴和荥穴。其中解读阴虚、火热等的基本思路和心经、肺经等是一致的。不过需要指出的是，心包在传统的中医理论中被认为是保护"心主"的结构。在《黄帝内经》中，"心包经"和"心经"常被混用，导致当代有部分中医理论研究者认为心包经联通心实体脏器，而心经则联通心神，故而同属于心。从这一点出发来延伸理解，我们可以发现，心包经上的经络变化更多地反映了心脏实体结构方面的病变，例如冠心病、心肌梗死、心包积液一类的脏器病变。而心经更多反映的是心神、情志病，如焦虑失眠、心律失常等自主神经功能失调一类的病症。另外，心包经实际上是一个跨界经络，在五行五脏系统中没有单独的位置，因此，我们在分析敏化的心包经穴位代表的诊断意义时，需要综合分析。心包经隶属于心，同时和命门相火紧密联络，故而它的敏化经常反映肾阴虚引发的命门火旺的病机，而同属于厥阴的肝经也会同气相通，从而令肝火泛溢于心包。所以，当我们看到心包经的穴位敏化时，应该看看周围心、肾、肝经的敏化程度，这有助于我们综合判断，透过现象看本质，了解涉及心包经的病机变化是否是与其余三脏之一或数脏结合、联通而形成的。

3. 二级病机常用诊查穴位及其临床诊断意义

阴陵泉穴是湿证、水气病、饮邪病等诊断与治疗的要穴。全身上下一切的湿、水、饮等邪气的停留都会反映到阴陵泉穴上来，表现为阴陵泉穴附近的泡肿压痛。其中，湿－水－饮邪气的密度越高，刺痛的程度越大，即水饮证的刺痛会比单纯的湿邪呈现的刺痛度更高。另外，水湿混杂热的情况下，阴陵泉的刺痛还会更突出。阴陵泉单纯的左侧敏化多数提示寒湿、水饮；如果右侧敏化更高，则提示夹热；如果左右敏化度一样，则可能提示湿－水－饮和热并重。需要指出的是，当患者身上的脾气虚比较严重时，阴陵泉穴也可能没有敏化压痛，同时呈现突出的虚空敏化。脾虚不但会导致脾经上的穴位敏化减弱，有时还会降低胃经穴位的敏化度。最典型的就是痰证的特异穴丰隆穴。对于这一点的认识挺重要，尤其是当我们在舌象或其他临床症状上发现痰湿饮这类病证的征象比较突出，而阴陵泉或者丰隆穴找不到相应的高敏化反应时，最后能为我们确定相关病机的秘密武器就是应验治疗。针对能够现场评估主症改善度的病证，对于相应的阴陵泉或者丰隆穴进行手法操作，主症如果能够因应改变的，即使敏化度不高，痰、湿、饮的辨证诊断结论就不会遗缺。同时，我们对背后脾气虚的隐性病机也明确了认识。另外提一句，对于湿－水－饮病机的查经与应验治疗，除了阴陵泉穴外，还可以考虑"水之上－下源"的肺经与肾经的合穴，即尺泽穴与阴谷穴，以及各病机关联经脉上的相关合穴。此外，阳经中的三焦经支沟－外关穴区，大肠经和膀胱经的合穴都可能会发现湿证病机的查穴方向。

丰隆穴是全身上下痰证的诊断和治疗要穴。例如，对于脾虚痰结阻遏形成的乳腺增生，患者的丰隆穴会出现明显的敏化压痛，这时候对丰隆穴给予泻法治疗，能快速软化甚至缩小增生团块，见效非常快，短到30 ～ 50秒即可显现。在鉴别诊断中，阴陵泉和丰隆穴是一对关键穴位。请注意，丰隆穴只对痰证的诊断有特异性，对于湿－水－饮证，阴陵泉诊断性更高。例如，我遇到过一个以嗳气、咽喉阻塞、吞咽不利为主诉的病例，这是典型的病位在胃以及咽喉的病症。按照常见的临床分型经验，这个患者的症状非常像典型的"梅核气"证，照理说，半夏厚朴汤这一类化痰降气的处方是非常对症的，效果应该很好。可是，患者按此方服药10天后，症状并没有缓解。于是我给患者又做了一次仔细的经络诊查，并运用应验治疗帮助精准定位病机，结果发现，该患者阴陵泉的敏化高于丰隆穴，而且经过泻阴陵泉的手法操作后，她的咽喉堵塞感得到迅速的缓解。所以，我就在第二次开方时大胆放弃了半夏厚朴汤的思路，而改用苓桂术甘汤为主方，结果患者服药3天后，咽喉不利的症状就大大好转了！对于丰隆穴代表的痰证寒热诊断，同样是根据其左右侧的压痛敏化度来定性的。另外，和阴陵泉穴一样，丰隆穴在脾气虚的情况下也可能出现敏化减弱。在这种情况下，对于敏化度不高的丰隆穴采用应验治疗，或者泻其左侧，或者补其右侧，来检验相关病症是否得以改善，有助于我们迅速精准地定位相关病机。

三阴交穴是反映肝、脾、肾三脏经络上相关病机的特定穴。换句话说，肝、脾、肾三脏的任何病机都可能在三阴交穴一带有所表达。如果右侧三阴交虚空且敏化压痛不明显，提示脾气虚，或合并肾气－阳虚；如果三阴交穴左侧虚空大于右侧，则脾血虚、肝血虚的可能性更高；如果三阴交虚空并有明显刺痛，则肝肾阴虚的倾向度更高，左侧压痛敏化高则偏阴虚，右侧压痛敏化更高则偏虚热火旺。三阴交紧实泡肿并有压痛敏化者提示湿－水－饮的病机，右侧压痛高者则提示化热。

血海穴，或者膈俞穴，是血证的特异诊断和治疗穴。在临床应用中，出于时间和便捷性的考虑，我个人倾向于优先使用血海穴查经，只有在临床症状以及舌脉等其他表象证据充足而血海穴敏化度不突出时（极有可能是合并脾气大虚的情况），我才会加查膈俞穴。血海穴虚空者提示全身血虚。注意血海穴和曲泉穴或少海穴的虚空往往同现，具体而言，如果是偏肝血虚者，则曲泉穴的虚空更明显；如果心血虚，则少海穴亦然。对于单纯的血虚证，血海穴虚空的同时，压痛敏化度不一定高，压痛性质一般是酸痛；如果复合阴虚热，则左侧血海虚空的同时会呈现刺痛。血热证多表现为血海穴的刺痛感，且右侧敏化度高于左侧。瘀血证多表现为紧硬、刺痛、拒按，左侧表现更突出。当然，对于各类证型的明确诊断，最后还需依赖于应验治疗，以得出最精准的结论。

四、背部的诊查

背部诊查具有其独特性和局限性，所以，背部诊查并不是寻真辨证诊查必经的步骤。通常，在以下几种情况下，我们会选择进行背部诊查：患者存在背部相关病症，例如胸背痛、背腰痛和可能涉及腰骶盆腔的病症等；患者存在咳嗽、气喘等症，诊查胸腹部及四肢后，仍需要进一步获取有助诊断的信息；患者存在全身性病症，经常规胸腹、四肢诊查后做出诊断，但治疗效果不好。背俞穴对全身脏腑虚损性病证的治疗有较强的效果。

1. 背部视诊

背部视诊主要针对病变相关的背部发病部位，或发病部位涉及的经络在背部沿线分布的皮肤表面，观察其异常表现，如颜色改变、隆起或凹陷等。一般来说，背部凹陷提示气血不足，背部隆起提示气血瘀积。因为背部膀胱经上的脏腑背俞穴对相应脏腑的虚实状态有很好的诊断价值，我们在部分脏腑病的诊断中也会参考对背俞穴表面的观察诊视。需要注意的是，对于以脏腑病来就诊同时又伴有背部疼痛等病症的病例，背部皮肤隆起和凹陷的相关信息可能存在误导性，因为这些变化可能是由于背部相关肌肉、筋膜等的紧张度不一致所引起的。另外，背部具体穴位周围皮肤出现的微络、血痣、痤疮或明显色斑等密集现象，往往能作为相关经络或者脏腑病变的重要提示。针对这些特定区域的刺络拔罐放血疗法，常被用于治疗某些急性病症，例如，尾骶部皮肤的微络放血就被广泛用于痔疮或盆腔病变的治疗中。

2. 背部触诊

背部触诊主要用于触查病变相关的背部发病部位及其周围，或者发病部位涉及经络在背部沿线分布路径上的皮肤表面温度，皮肤及皮下组织的松紧度、柔软度的异常表现。这些异常包括局部温度升高或低于周围组织，局部皮肤紧实或异常松弛，以及局部皮肤异常的细腻致密或粗糙等情况。例如，对于咳嗽的患者，如果在风门穴上触感到明显的发凉，这通常提示咳嗽的辨证是风寒表证；如果肺俞穴发凉更明显，而且局部紧实不虚软，则提示寒邪病情更深入，停留于肺，不再是单纯处在卫分的表证层次了。对于失眠的患者，如果在心俞和厥阴俞一带视诊凹陷，触诊摸到局部皮温高并且皮肤松弛有凹陷感，则提示该失眠可能与心及心包的阴虚热有关。

3. 背部压痛点和虚空点的诊查与评分

背部压痛点和虚空点的诊查与评分，旨在通过对背部发病部位周围的经络穴位或者局部阿是穴压痛度和虚空度的按压评分，根据评分高低来判断主症与背部经络上穴位所代表的病机关联度的高低。评分越高（如压痛越高或者虚空越大者），参与相关病机的可能性越大。仍以失眠为例，背部与失眠可能相关的部位包括：心俞及厥阴俞（心的病机），膈俞至胆俞一带（肝胆的病机），以及肾俞一带（肾的病机）。如果患者心俞一带出现明显的敏化压痛，且右侧压痛评分最高，则提示该患者的失眠与心火旺有关。如果患者左侧肝俞敏化压痛更明显，而且虚空敏化也很突出，则提示患者肝阴虚火旺；反之，若右侧最突出，则提示肝气郁、肝火方面的因素更突出。患者肾俞一带的压痛敏化增高，多数提示病机与肾阴虚相关。左侧敏化高提示肾阴虚，右侧敏化高则提示阴虚火旺。这些诊断和辨证的基本原则与四肢穴位的辨证原则是一致的。

正如前文指出的，因为后背局部组织的病痛很容易干扰内脏背俞穴的敏化反应，所以我通常不轻易对背俞穴的敏化评分下辨证结论。只有在完成四肢、胸腹等其他部位的诊查后，对辨证结论仍存在不确定的情况下，我才会增加背部诊查来帮助进一步诊断。一般情况下，除非是针对背部局部病变的必要诊查，背部诊查评分并非寻真查经的必需项目。

病 案

经络诊查：闭经肥胖案

患者：年轻女性，18 岁。

初诊时间：2023 年 1 月 15 日。

主诉：月经不规律 3 年，闭经 10 个月。

病史：患者从青春期初潮开始，因为屡次搬家生活变动频繁，月经遂出现不规律的情况。近 3 年来，由于升学考试等压力大，月经紊乱加重，并伴随体重的增加。曾经数次出现停经数月的情况，此次较为严重，已经 10 个月没来月经。同时家长反映，患者面上毛发增粗，腿毛茂盛。西医诊断为"多囊卵巢综合征"。目前，患者自觉腹部、胸部、乳房等部位无明显异常。仅有口渴欲饮，夜中尤甚，半夜醒来口咽干燥，身体皮肤也呈现干燥状态。大便一般一日 1～2 次，成形，便尾有时会软烂。体力尚可，精神无不适。因家庭变故，患者内心紧张烦恼的情绪较突出。

脉诊：左脉浮取弱，中取寸弱，关细滑，尺弦滑数，沉取不显；右脉浮取弱，中取寸关细滑弦，尺弱，沉取不显。

舌诊：舌下色嫩红瘦，络粗，右侧大于左侧；舌面瘦薄嫩红，肝区弓背延伸到生殖区，胆区、肾区凹陷，苔薄白。

三诊选经分析：患者主诉是闭经，西医诊断为"多囊卵巢综合征"，发病部位自然锁定在处在腹部的卵巢和子宫一带的投影区域。腹部诊查当然是重点，需要诊查腹部的温度、松软紧张度，以及下腹部镜像对应的卵巢和子宫一带有无压痛、紧张、肿胀和包块等。另外，对于四肢远端查经评分，需要聚焦在经过下腹部与子宫卵巢区域的三阳经及肝、脾、肾、心包经，还要加上和月经出血与卵巢囊肿关联的水湿痰饮二级病机相关的特定穴进行诊查。

寻真查经评分：

三阳经：膀胱经 R 9/10，胆经 L=R 9/10，胃经 L=R 9/10，大肠经 L=R 8/10，三焦经（–）。

三阴经：肝经行间 R 9/10，曲泉 R 9/10；肾经照海 R 8/10，阴谷 L=R 9/10；脾经（三阴交区域）L 9/10；肺经尺泽 L 9/10；心包、心经（–）。

二级病机：阴陵泉 L=R 9/10，血海 L=R 8/10，丰隆（–），整体下肢泡肿。总体来看三阳经寒湿化热，血阴虚，肝郁化热较突出。

腹部诊查：腹部整体温度不低，下腹部温暖，脐周脾区温度稍低，但是低温区域很小，体温差异也不突出。触诊时，腹部鼓胀感突出，各区域虚空感不突出。下腹部皮下有很多痰块样的小结节，但在盆腔子宫和卵巢投影区并未触到突出的包块等肿物。归来穴区域查到压痛，评分 9/10，L>R。章门带脉穴区域未触到突出的虚空感，微有紧张感，但是压痛不明显。总体上看，腹部体征虚象不明显，气郁象、湿阻象较突出。

查经评分初步辨证分析：从患者舌象上来看，肝气郁结加阴血虚的因素较为突出；从脉象上来看（尤其要从左脉中取层来分析），可以明确患者肝血不足，气郁湿阻也较为突出；再从查经评分结果分析，该患者的子宫卵巢区域有寒湿化热，郁阻在少阳阳明经。另外，还伴有肾阴虚热、肝气郁结化热、气滞血瘀化热等病理表现。最后，从腹部发病部位的诊查来进一步推演病机，可以看出，虽然阴血虚是该病情慢性长期化的一个不可忽视的因素，但目前闭经的状态，主要由寒郁、气滞、湿阻、血瘀等因素主导。然而，在众多因素中，如何精准定位能让月经如期而至的最关键因素呢？例如，既有气滞血瘀，也有阴血不足，那么眼下的治疗，尤其是涉病的各个经脉，究竟是补血好，还是活血行气更好呢？这些都需要通过应验治疗来确定。应验治疗诊查的重点，可以放在归来穴附近的压痛度减轻为标的上。

应验治疗：

初始左归来穴附近痛点的压痛度 9/10。

泻左足三里：压痛度减到 7/10，子宫放松感。

补右太白：压痛度减轻不突出，下腹子宫微放松感。

补左阳陵泉：压痛度（6～7）/10，子宫放松感。

补左太冲：压痛度减为 5/10；补左曲泉：压痛度（3～4）/10。

补左照海、阴谷：（－），补或泻阴谷，子宫紧缩感增加。

补/泻双侧阴陵泉：（－）。

补血海：子宫紧缩感加重；泻左血海：压痛度 3/10。

补左三阴交：压痛度（1～2）/10。

应验治疗结果辨证分析： 从各个穴位对压痛度降低的贡献值看，最有效的穴位补泻依次是泻左足三里、补左曲泉、补左太冲、补左三阴交、补左阳陵泉以及泻左血海。从这些穴位的补泻偏好中可以判断各经参与病机的虚实性质。进一步地，还针对发病部位局部的压痛点归来穴，我们给予了补泻应验，发现归来穴在顺时针揉泻时效果更佳。我们得出的结论是：①寒湿阻于阳明、少阳，阳明偏实，少阳偏血虚；②肝血虚＋肝气郁结；③气滞血瘀，局部阻滞。

根据这个辨证结论，我们给出对应的治疗策略： 补左太冲＋曲泉，补左三阴交，补左阳陵泉，泻左足三里。另外局部调形，根据归来压痛点对泻法应验的喜好，给予泻法针刺并加灸。

同时给予中药处方：四物补肝汤＋丹栀逍遥散＋香苏饮加减，中药浓缩药粉 10 天，初诊当日即开始服用。

当归 6g	白芍 8g	川芎 5g	生地黄 7g
制首乌 7g	鸡血藤 7g	柴胡 6g	茯苓 5g
苍术 4g	香附 7g	苏叶 7g	青皮 5g
牡丹皮 4g	栀子 3g	红花 3g	桃仁 3g
女贞子 7g	旱莲草 7g	山楂 6g	川牛膝 5g

初诊第一次针灸后，患者的腹部鼓胀感就明显消减了，连续针灸 4 日，患者下腹部开始出现类似月经前的坠胀感。后停针刺治疗，继续服用药粉，服中药第 7 天，患者月经来潮。嘱患者换成以补血养精和疏肝为重点的经后调养方，坚持 3～6 个月，作为调整内分泌功能的整体治疗方案。

───────────── 小 结 ─────────────

这是一个典型案例，它综合了三诊信息，并结合四肢查经评分、腹部诊查以及发病部位局部应验治疗，最后实现了精准辨证治疗。对于这类病理信息复杂、虚实性质很难一眼看穿的病症，寻真的诊疗五步法，尤其是对发病部位的诊查分析与应验治疗，构成了一套完整的诊疗思路，是一把非常高效的临床利器。

第四节　寻真疗法经络诊查常见体征及其临床辨证意义

寻真疗法秉承传统经络学说"有诸内者，必形诸外"的指导思想，据此去发现患者的病症与相关经络、脏腑间的密切关联。经临床反复验证，我们确认了一个现象：病机越密切，相关经络的反应就越明显。基于这一事实，建立一套量化分级的方法来帮助更精准地筛选病机关联度就顺势而成了。

这套体系的核心在于敏化点的概念，我们针对敏化点最具诊断价值的两个特征——压痛和虚空，进行了量化分级，以评分的高低来辅助我们判断相关经络与主症病机之间的密切程度。评分越高，说明该经络与病机的相关性越大。

然而，在经络诊查的过程中，还存在许多其他难以精确量化的体征。这些体征虽然难以量化，却为我们提供了更为立体、丰富的经络辨证诊断信息。接下来，我将详细介绍经络诊查中常见的一些体征及其在临床诊断中的意义。

在进入具体陈述常见体征前，有必要重点指出寻真疗法辨证的基本诊断原则。

（1）左侧属阴，即体征以左侧为突出的病症，提示该症病性为阴（虚/盛）、血（虚/瘀）、寒、湿这类阴性的病证。

（2）右侧属阳，即体征以右侧为突出的病症，提示该症病性为阳（虚/盛）、气（虚/郁）、热、火这类阳性的病证。

（3）触感热为热证，触感寒为寒证。

（4）触感虚空为虚证，触感紧实为实证或郁证。

（5）触感浮肿或黏厚为湿痰水饮证。

（6）锐痛多为实证及不通，酸痛或隐痛为虚证及不荣。

另外需要特别指出一点，在临床上，各种体征经常复合出现，尤其是在复杂病例中，代表虚实的不同体征往往同现。例如，表寒里热证可以表现为阳经敏化压痛在左侧，但是阴经敏化压痛在右侧更高。脾虚重于肝郁的证型，可以表现为在中脘处表层触诊虚软，深在触诊时则出现紧实抵触感；反之，如果肝郁重于脾虚，就可能是反的，即浅层为紧张，深按则虚软等。

一、寻真疗法常见体征

（一）皮肤表面变化

1. 颜色

经络循行所过部位的皮肤颜色因人而异。因为我在英国行医，比起在国内，见到各种肤色的人群机会多，无法利用《黄帝内经》里提到的五行相关皮肤颜色变化进行判断，在深色人种中尤其如此。因此，我对皮肤的局部变化观察不够全面深入。但《黄帝内经》等经典古籍提出的诊断原则是一致的。红色多数代表热；蓝紫色代表寒或气血郁；苍白多反映寒或血不足；黄色多是湿邪停滞；黑色则为水饮或者阴虚精耗。需要指出的是，在诊查皮肤变化时，皮肤所涉及的皮部条带状区域比经脉循行主线的范围更宽广，导致数条经络系统在同一个区域会有交叉重叠。鉴于此，我们应该拓宽诊断思路，把邻近经的可能参与也纳入考虑之中。另外，对于面部皮肤颜色的诊查，除了参考局部经络循行外，我还会从整体上参考《黄帝内经》的五行四方分布图，即眉间以上为心区属火，下巴为肾区属水，患者右侧面颊为肝区属木，左侧面颊为肺区属金，鼻头为中土脾胃区，尤其是遇到皮肤颜色或者病理改变（如痤疮等）范围较大、涉及多个经络区域时，参考五行分布的规律进行诊断可能会更适合。

2. 皮肤凸起或凹陷

大面积的皮肤或肌肉的隆起或明显的塌陷，尤其是背部的变化，往往是比较容易分辨出来的。但如果缺少训练或观察的意识，也很容易被忽略掉。

局部隆起/凸起多数提示气郁、痰湿等引起的经络堵塞，凹陷或塌陷多提示经络里的物质充盈度不足，气虚或血虚尤为多见。观察到隆起和凹陷时，如果能结合手下的触感，得出的诊断会更准确。若隆起/凸起处触感紧张或寒冷，则提示寒滞经脉于该处。若凸起并触及气胀感，如同按到了一个打足气的气球，且没有明显的温度变化，则提示气血不通、气郁，紧张感越强则郁结越重。若局部凸起／隆起并触感皮下黏黏厚厚的，如橡胶或果冻，则提示为痰湿。凹陷的触感可以分为过宽或过深，如果凹陷的同时伴有压痛感，酸痛者多为气血虚，刺痛者为阴虚。一般情况下，如凹陷明显不伴有压痛，多数提示为显著的气阳不足；若凹陷伴有热感，则提示阴虚有热，这种情况在心经、肝经的合穴以及肾经照海、太溪穴一带最常见。若凹陷伴有寒凉感，则提示气阳虚伴有虚寒，这种情况在肾经和脾经上经常有反映。

3. 其他改变

皮肤表面的毛孔增粗或细腻，以及皮肤表面的血管微络和其他的血痣、丘疹、痤疮等，多数与该皮肤变化部位所属经络或体内相应脏器的病变相关联。毛孔增粗、触感粗糙是内热之象；毛孔闭合、皮肤触感细腻，则多数为寒象和虚象。皮肤微络、血痣、丘疹、痤疮等也多数为热在卫表皮部或者血络的特征。如丘疹和痤疮表面颜色偏淡或苍白，也可以是风寒外束的表现。

（二）皮肤温度变化

1. 皮肤的温度升高

皮肤的温度升高即触觉上感到局部皮肤温度明显高于身体其他部位。这是因为局部经络区域的外感热邪郁积、内伤气血瘀滞日久化热，或阴虚生热等原因所致，导致该穴位附近组织产生过高的热量，从而形成局部皮温升高。总之一句话，了解经络与相关穴位的皮温状态有助于我们准确把握寒热辨证性质，并采用合适的寒温补泻等治疗方法。皮温升高多数可以用针刺泻法或者拔罐放血等祛邪减压措施来处理。

2. 皮肤的温度降低

皮肤的温度降低即触觉上感到局部皮肤温度明显低于身体其他部位。这种情况和皮温升高的产生原理相反，主要是因为外感寒邪郁积或者内伤气血阳不足，使得循环温煦功能减弱，进而导致该经脉与穴位附近的组织产热不足，形成局部皮温降低。这是寒证的诊断依据。对于皮温减低的情况，多数可以用针刺补法或者艾灸、温熨等温补措施来处理。

（三）皮肤触感变化

1. 皮肤的干湿触感

皮肤触感干，尤其是皮肤干燥甚至起皮屑，这是皮肤津液不足的征象，多为体内阴血虚的外在表现。在部分瘀血病例中，皮肤干的同时还会呈现鱼鳞样皮屑，尤以下肢多发。当皮肤触诊潮湿时，多数是因为汗出使皮肤表面湿度增大。其原因包括两方面：一是内热熏蒸，使得毛孔汗腺张开，津液外泄，此时汗出的皮肤潮湿，触感是温热的；另一原因是皮肤卫气不固，藩篱疏松，汗液外漏，这种皮肤潮湿触感偏凉。我们建议用手去触查这些干湿和凉热的变化，验证患者的主观感受是否与我们客观的探查结果相一致。

2. 皮肤的绷紧或松软触感

皮肤触感紧绷，通常是气机郁结的表现。如果皮肤表面紧张，按压时有压触在打足气的气球上的肿胀感，则是气血郁滞之象；如果皮肤表面绷紧的同时，皮下气感不显，反而紧实不肿胀，有的还伴有表面皮肤触感发凉者，则是寒邪收引导致的经气凝滞之象。这种触感在分辨腰背痛是因外伤导致的气滞血瘀，还是因感受寒湿邪气导致经络不通时，会有很大的帮助。对于因外伤引发的局部气滞血瘀形成的腰痛，针对局部的针刺治疗多数能取得立竿见影的效果；而如果腰痛是因为感受寒湿外邪入侵导致的，我们的针灸治疗就一定要在经络的远端选取五输穴敏化点，以激发经络的阳气，打开"门窗"导邪外出，才能起到四两拨千斤的效应。仅仅针对局部阿是穴的治疗，对这一类经络病往往效果很有限。我就曾经接诊过一个典型的"坐骨神经痛"病例，该患者因反复左下肢小腿至外踝附近麻木酸痛，夜中加重且不耐久行4年余来诊。患者来诊前已经在当地尝试过西医、理疗、整脊以及中医针灸、中药等较长时间的治疗，均未能取得显著的效果。西医核磁检查发现"腰骶部轻度的椎间盘滑脱"，医生在多方治疗无果的情况下曾经建议患者手术治疗，但无法确保手术对该症状的缓解效果。在接诊该患者时，我发现患者脉象浮滑弦，提示病在表，腰部皮肤肌肉紧而发凉，但没有典型的肿胀感，同时胆经远端的足临泣和侠溪穴，以及胃经的丰隆穴敏化均非常高。种种临床体征无一不指向这个患者的"坐骨神经痛"症是由外邪入侵胆经、胃经引起的"阳经病表证"，而非单纯的腰骶部局部气血瘀滞引发的痛症。因此，我们运用寻真疗法的"三调法"选穴原则，选取左侧足运感区下针调神，同时对左侧足临泣、左侧丰隆穴做泻法按揉，各 30 次后，该患者的小腿和脚踝的酸痛当即消除，接着留针半小时后，患者其余诸症即明显得到了控制。此后，经过 5 次每两周一次的治疗，患者的症状基本消失，不再发作。相较于早前其他中医针灸治疗，即从腰到脚每次 10～20 枚针的治疗，我们寻真治疗每次仅使用 3～5 枚针就取得了显著而突出的疗效。其中的奥秘，不在针刺的数目，而在于针刺所针对的目标与层次不同，这正是寻真疗法的精髓所在。

皮肤的松软感与绷紧感是相对的。正常皮肤应该是柔软而富有弹性的，而不正常的皮肤松软则是缺乏弹性的表现。同时这种皮肤的松弛、缺乏弹性也常常和皮下穴位的虚空凹陷感同现，是经络气血阴阳虚损的具体表现。

3. 穴位皮下组织的黏厚泡肿感、条索、结节以及虚空凹陷等体征

皮下组织的黏厚泡肿感、条索、结节等均是经络局部气血循环受阻，导致水、湿、痰等病理产物堆积在循行路径上形成的有形体征。相较于前面提到的皮肤触感紧绷或气的肿胀感，这些有形的黏厚泡肿影响的层次已经深入皮下，有的甚至达到骨膜层，这揭示经络阻塞的程度也更重更深，往往提示较重的湿－水－饮一类的病机，显化在与水湿代谢关系最密切的脾经上的阴陵泉、三阴交穴上，另外各经的合穴上也有可能表现出来。理论上，皮下组织触感越厚实，湿－水－饮这类的病理产物的密度越大。按照密度从低到高以及手下触感的排列顺序依次可分为：湿（触感泡肿而软）－水饮（触感黏肿而厚实）－痰（触感有条索，或在黏厚肿中夹带沙粒样或结节样的异物感）。临床上发现，湿邪与水饮多数在阴陵泉上表现敏化，痰则多表现在丰隆穴上。

关于痰湿水饮的显化体征，有两点需要特别指出：第一，痰证的一般表现为丰隆穴触感的紧硬，甚至出现条索状，部分患者会反映为丰隆穴刺痛、酸痛与灼烧感并存的压痛感。湿和水饮证因为水气的聚集密度没有痰证那么高，所以一般表现为穴位周围的泛肿肥厚感，阴陵泉和三阴交穴上的表现会最突出，针对敏化的穴位给予泻法治疗，多数能起到立竿见影的效果。例如，我们远程接诊了很多新冠后遗症期的患者，他们主诉呼吸困难，我们在这些患者的丰隆穴上找到了明显的敏化压痛，通过给予丰隆穴顺时针揉按的手法治疗50次后，患者感到胸闷、呼吸不畅的症状得到了非常明显的缓解。这个针对丰隆穴的泻法治疗的成功效应，也是非常有力的辨证诊断方法，能明确提示我们该患者的后遗症是因为痰浊阻遏气道，需要在后续治疗中加强化痰、通窍、理气的力量。第二，痰饮湿特定诊断穴的敏化，包括压痛、肥厚泡肿和条索结节等经络异常体征的显化，依靠的是相关经络气血的充盛度，在患者脾胃营气明显不足的情况下，这些阳性体征的显化可能就不那么突出。我们在临床上经常可以看到一些舌苔厚腻的患者，但在阴陵泉或丰隆穴上却找不到突出的敏化压痛或黏厚泡肿等体征。然而，这些患者多数在太白穴上虚空很突出。这种情况下，我们在对相关病机进行治疗的时候，给予补太白，甚至补（右）阴陵泉、补（右）丰隆，以纳入补右侧来益气化湿祛痰的思路。这样比单纯泻阴陵泉、泻丰隆，效果要更显著。例如，一个以消化不良和反酸为主诉的患者来诊，我们看到这个患者除了有消化不良、泛酸的主要症状外，还有疲乏、大便偏烂软、舌淡胖苔薄腻厚的表现。可是，在检查过程中，我们发现该患者的阴陵泉、丰隆、三阴交穴等都没有出现明显的敏化。在前期应验治疗阶段，我们遍试了疏肝泻胆、和胃行气等常用方法后，都没有取得即时的良效。这时候，太白穴与阴陵泉穴明显的虚空凹陷就应该引起我们的注意。接下来，我们给予新的应验治疗，对右侧的上述两穴逆时针揉补后，患者上腹部的不适和烧心感即时得到了缓解。这一治疗过程提示该患者的消化不良和反酸与明显的脾虚寒饮停滞相关，因此，在针灸治疗上，我们可以给予补太白、补右阴陵泉（或可加灸）。

承接上文，我们应该能够更感性地理解穴位皮下虚空所反映的经脉虚损状态的辨证诊断意义了。在实际诊查中，穴位皮下虚空感可以细分为以下情形。

（1）穴位孔穴或脉道增宽（直径增宽）：一般来说，多数穴位和脉道开穴不超过食指指头粗细，超过者即为虚。左侧虚空大于右侧提示阴血不足；反之，若右侧虚空显著，则为阳气不足。由于各个穴位间的直径差异较大，使用数字对这些穴位宽度的变化进行分级难度较大。所以，在寻真疗法中，对反映经脉虚损状态的穴位敏化虚空分级，我们主要侧重于观察穴位的弹性变化。

（2）穴位皮下组织的弹性减弱（深度加深），并可以进一步细分为三级评分，以不同数量的"+"标示。

+：触感如灌了水的气球，穴位表面相较于周围组织虚陷感较轻，提示虚损的程度为轻度，经络中气血水平稍低于正常。

++：触感如橡皮泥，表面可看到穴位轻度凹陷，提示虚损的程度中等，存在较重的经络气血不足。

+++：触感如棉花糖，表面可看到明显的虚陷，其直径大于甚至数倍于拇指的宽度，这提示虚损的程度比较突出，经络气血严重亏虚。

我们对于穴位虚空敏化度的分级评分，是寻真疗法中敏化虚空点概念的组成内容，也是评估虚证状态分级的主要手段。它和后面提到的穴位压痛敏化分级评分是寻真疗法辨证诊断中两个非常重要的元素，有了这些分级判断标准，病机相关度的评判就有了更客观的依据。

4. 穴位敏化压痛：性质分类及分级评分

患者经络路径上的穴位会因应各自不同的状态，经由查经者的触压，而表现出不同的机体感应，并最终反馈为患者本人的各种感觉，包括刺痛、酸痛、灼痛、痒痛等不同性质的体征，这就是寻真疗法中敏化压痛点概念的由来。多数患者经过简单的训练，可以将他们的主观感觉转换成可以具象化及统一量化的相对客观的评分结果。这些反馈，作为经络检查中唯一从患者主体感受出发的可量化评价内容，对于寻真疗法的查经者来说，具有极高的诊断价值。敏化压痛点的分级评分是寻真疗法辨证诊断中对实证状态分级评估的主要手段。

对于敏化压痛的解读可以分成以下两部分。

（1）压痛性质：常见有以下几种。

刺痛：多数提示为实证，包括气郁、火、痰、湿、瘀血、血热等。其中，瘀滞及热的程度越重，刺痛感就越明显。实证的刺痛同时还伴有穴位局部的紧、实、拒按；在阴虚证中，尤其是阴虚热象明显者，也可表现为局部穴位的刺痛，但是该穴位触感是虚空凹陷的，刺痛的同时也可伴有酸痛；刺痛穴位主要反映实证状态，所以多数刺痛敏化的穴位以泻法治疗为先，只有在遇到虚空合并刺痛，尤其是阴经的虚空，提示阴虚证时，补法才是对应的治疗选择。

酸痛：多数提示为虚证，尤以气虚、血虚、阴虚多见，阳虚多数表现为虚空不伴压痛。要注意这些穴位的触感同时伴有虚空敏化，且患者喜按压。这类患者往往会在诊查时告知查经者这些穴位按压起来很舒服。酸痛敏化的穴位以补法治疗为宜。

胀痛：胀痛的出现多数提示该穴位处的气机郁滞，穴位局部可见鼓胀隆起。例如，当外感风寒或风热入侵大肠经时，我经常会在患者的合谷穴上看到这种穴位表面的鼓胀隆起，并伴有按压胀痛的现象。胀痛的穴位多数适合泻法治疗。

酸痛夹刺痛：这是虚实夹杂的混合表现，在临床上特别常见，处理时，应视病症情况灵活应对。一般会推荐用寻真的应验治疗来鉴别诊断，即查经治疗者分别用顺、逆时针方向对该穴位进行应验治疗，然后让患者反馈其中哪个方向的治疗对症状的改善更明显，或者身体感觉更放松、更舒适，从而高效精准地锁定辨证证型。对于能即时评价症状改善度的病例，例如咳嗽，若患者尺泽穴压痛、酸痛、刺痛同现，敏化值高，我们可以对尺泽穴分别给予顺时针、逆时针揉按各30次。在每个方向揉按完成后，询问患者咳嗽或者呼吸状态，若通过比较发现该患者逆时针补尺泽时咽喉、气管与呼吸症状改善最明显，即可选择逆时针方向代表的肺阴虚病机作为正式治疗的最终方向，采用补法。反之，如果顺时针泻法后患者症状更舒适，则提示肺中虽有阴虚，但可能是以痰饮为主导的病机。而对于某些无法即时评价疗效的临床病症，例如失眠症，若少海穴敏化压痛高，并且刺痛、酸痛同现，我们就可以对少海穴分别施以顺时针泻法和逆时针补法的揉按各 30 次，然后让患者报告哪个方向的揉按他本人感觉最舒服或最放松，最后，根据患者的反馈选择最适合的治疗方向。例如，若发现患者感觉顺时针揉按少海穴时感觉更舒适、更放松，则选择以该方向代表的心阴虚火旺病机作为正式的治疗方向，采取泻法。

（2）压痛敏化分级评分：对于压痛敏化度，我们采取 10 分制来评分。其中 0 分代表无痛，依次递增至 10 分代表最痛，并以"X/10"的形式记录压痛敏化的分级程度。多数患者在经过简单的训练后，可以比较客观地量化其压痛敏化度。压痛敏化分级的意义在于，压痛越接近 10 分的经络穴位，它与主症涉及的病机的关联度就有可能越高。例如，新冠病毒感染初期咳嗽及胸闷气短症的患者网上求诊，我们经最初的问诊，根据传统的经络和脏腑辨证思路，大概判断出这个患者的咳嗽、胸闷气短可能和少阳、阳明以及太阴肺的关系最密切。以传统的方法，辨证诊断的精确度和治疗手段都会很有限，但是有了寻真疗法的敏化压痛分级方法后，我们就可以通过指导患者按压左右侧的手足三阳经以及肺经，寻找敏化压痛值最高的穴位，并针对最后发现的其中敏化值最高的三条经——大肠经、肺经及膀胱经的敏化点，给予相应的补泻揉按治疗。结果显示，患者的咳嗽与胸闷气短当晚即大大缓解，睡眠也得到了改善。这个诊断治疗过程不但精准地缩小了治疗的经络范围（精确到大肠经、肺经），还发现了传统诊断中的盲区（膀胱经），治疗效应显著且令人惊艳，做到了"精、准、效、验"，这就是寻真疗法有别于且更优于传统经络辨证以及脏腑辨证的地方。

对于敏化压痛的查经手法，寻真疗法推荐使用大拇指或者食、中指并拢按压的手势进行，尽可能以在穴位区域均匀施力、绕圈按压的方式，每个穴区停留 1～2 秒钟，给患者充足的时间体会力度和疼痛度的差异。要注意避免以尖锐的指甲掐压穴位。

对于部分患者在客观量化上存在困难，我们提供以下几条建议，以辅助完成评分过程。

第一，建议患者不要过度揣度评分值，人本能的第一印象往往是最接近事实的评分。所以，鼓励他们直接报出头脑中出现的第一个数字即可。

第二，对于给出评分困难的患者，例如儿童或者表达功能有障碍的患者，我们可以根据患者对按压刺激的躲避反应来判断穴位敏化值离最痛 10 分的大致距离，从而给出粗略的评分。多数情况下，如患者开始出现躲闪反应，压痛度可以定为 7 分，也可标为"++"；若患者躲闪并呼叫，拒绝继续按压，则可定为"+++"。

第三，遇到患者无法给出精准评分的情况时，我们最好先根据患者主症的病机，择选出最可能受病的经络，再给予测评。这样，目标范围越小，筛选及精准诊断的难度也就越小。

当经络查经评分完成后，我们会得出一张全身经脉（或主症病机涉及的可疑经脉）的查经结果。这份结果包括了发病部位的寒热虚实状况，以及所过经脉和病机关联经脉上各敏化穴位的寒热虚实状态的信息。根据这些信息，我们就可以根据寻真查经体征的辨证原则，对相关病机进行综合的初步辨证。这些初步辨证将为下一步的精准辨证步骤"应验治疗"提供"行动指南"。

病 案

面肌痉挛案

患者：女性，41 岁。

初诊时间：2021 年 12 月 18 日。

主诉：面部肌肉抽搐痉挛 10 天。

病史：患者为二胎妈妈，新生儿产后 10 周。来诊前 10 天开始，左侧面部肌肉不由自主地痉挛跳动。诉自第一胎宝宝（目前已 7 岁）出生后，就感觉自己被"掏空"了。经常疲乏，反复感冒，数年前一次感冒后，遗留了鼻塞不通、喉咙作痒的症状，至今未愈。10天前再次出现咽痒、咳嗽、胸闷不畅的症状，其后不久面部痉挛症状亦出现，并逐渐加重，发作也愈发频繁。平常怕热，有夜热盗汗，但白天手脚冷，周身酸困累疼。大便偏干，一日一行。目前左面部感觉肿、紧、胀。用力闭合左嘴角时，会触发鼻唇沟上牵目下区域的肌肉连续性抽搐。严重时，颌下及左胸锁乳突肌也感觉有牵痛。

舌象： 稍红，胖而厚，尖分叉。左侧舌体小于右侧舌体。舌苔薄白。

脉象： 左脉浮取寸尺弱，关细滑；沉取寸弱，关稍细弦，尺弦细滑。右脉浮取寸弱，关尺滑弦细；中取寸关弱，尺弦。

局部触诊： 左面部肌肉肿、紧、胀。抽搐部位以阳明胃经和大肠经为主。

三诊选经分析： 产后10周，近10日来左侧面肌痉挛跳动，左侧偏阴血，偏寒，需要从风寒或阴血虚的角度去探索。综合以上症状及舌脉信息可见，患者多产失血，失于调养经年，表现为肝肾肺心营血虚亏，使得脾肺气虚，并因此反复感受风寒，进而影响三阳经受病，从而出现面部肌肉挛拘紧张的症状。局部触诊可见，左面部肌肉肿（水停）、紧（寒收）、胀（气滞）。抽搐部位以阳明胃经和大肠经为主，也可能部分涉及胆经、小肠经等。抽搐为风象，痉挛为阴血不荣或气滞之象。治疗关键在于通过查经选出与发病部位病机密切相关并且敏化分数最突出的数条经脉，然后再通过应验治疗逐层筛选，精细辨证。

查经评分结果：

阳经：阳明胃经陷谷 L 10+/10，刺痛。

大肠经：合谷 L 8/10。

少阳胆经：侠溪 L 10/10。

三焦经：外关 L 8/10。

太阳膀胱经：昆仑 L 10+/10。

阴经：肾太溪虚空（++），压痛 L=R 10/10。

肝经：太冲 L 9/10。

肺经：尺泽 L 8/10。

脾经：太白虚空（++）。

查经评分初步分析： 患者明显有风寒入侵三阳经，结合面肌痉挛所影响的区域来考虑，患者阳明经和少阳经受风寒之邪，引发肌肉痉挛，这是病症的主要诱因。但是，肝肾阴虚甚者阴虚火旺，进而影响相关肌肉营血不荣，才是病情进展的关键因素。在诸多敏化的经脉中，要准确判断到底是风寒邪气为主导，还是肝肾或者血虚为核心，我们无法单纯从评分中得到明确的答案，需要通过应验治疗才能达到精准定位。应验治疗将以胃－脾、大肠－肺、胆－肝、肾经作为第一梯队着手进行应验，如果没有效果，再针对小肠、三焦、心、膀胱经等第二梯队以及阴陵泉、丰隆、血海这些二级病机穴位进行筛查。

应验治疗： 应验检查发现，压按陷谷穴时，患者面部抽搐当即明显加重。考虑到患者阴虚、脾弱的体质因素，改用阳明胃经的对应阴经——脾经的三阴交进行按压，抽搐马上得以缓解。同时鼻塞在泻左曲池、补左尺泽穴后缓解。其余穴位的应验效果均不理想。

精准治疗：

（1）针刺：补左三阴交，补左尺泽，泻左曲池。

（2）并给予药粉 1 周。

处方：小柴胡汤合葛根加石膏汤，再合归芍地黄方义加减用药 1 周。

治疗结果： 治疗后 1 周，患者面肌痉挛抽搐发作频率与程度均显著减轻。困扰患者多年的鼻塞，经治疗后也顺着流感发作排出大量黄黏分泌物后得以畅通，不再为其所苦。治疗 3 次后，患者反馈面部肌肉抽搐痉挛现象，一整天当中，仅在早上起床后（7～9 点）出现轻度的抽动，并且很快恢复正常，其余时间无感。患者 1 个月内接受了 3 次针灸治疗，加上断断续续服用中药粉剂，总共服了 2 周，后面又间断来诊并做了 2 次针灸，成功收尾。

小 结

面肌痉挛症是针灸和内科临床上的治疗难点。很多针对患病局部的针刺治疗往往会加重痉挛程度。寻真疗法独辟蹊径，不在患病局部着眼，而是结合局部和远端的经络触诊及查经评分，深入了解病机与整体体质的关联性，并根据查经评分情况与相关的经络循行关联度，精准筛选出有效的治疗穴位。在短短 3 次针灸治疗后，病情便得以稳定。在整个诊疗过程中，经络敏化虚空与经络敏化压痛分级系统为诊断辨证提供了有力的抓手。

综上所述，寻真疗法的诊查程序以经络问诊为向导，通过视触压按、沿经络循行路径寻找可能的病理体征为主要方法，以诊查四肢穴位的敏化压痛和敏化虚空度为主导，辅以采集头面、胸腹以及后背的经络所过部位上的经络异常体征，从而对患者主症病机可能涉及的经络进行全方位的诊查，并由此得出初步的辨证结论。这一套诊查程序跳脱了传统经络辨证的简单粗略，引入了规范的程序和客观化、可量化的评分手段，为临床精准辨证提供了具有很强操作性的切入点。在下一章中，我们将就如何运用寻真疗法程序进行应验治疗、精准辨证、选经辨经用穴做进一步探讨。

第五章

应验治疗：寻真疗法的选经与辨经精准化筛选原则

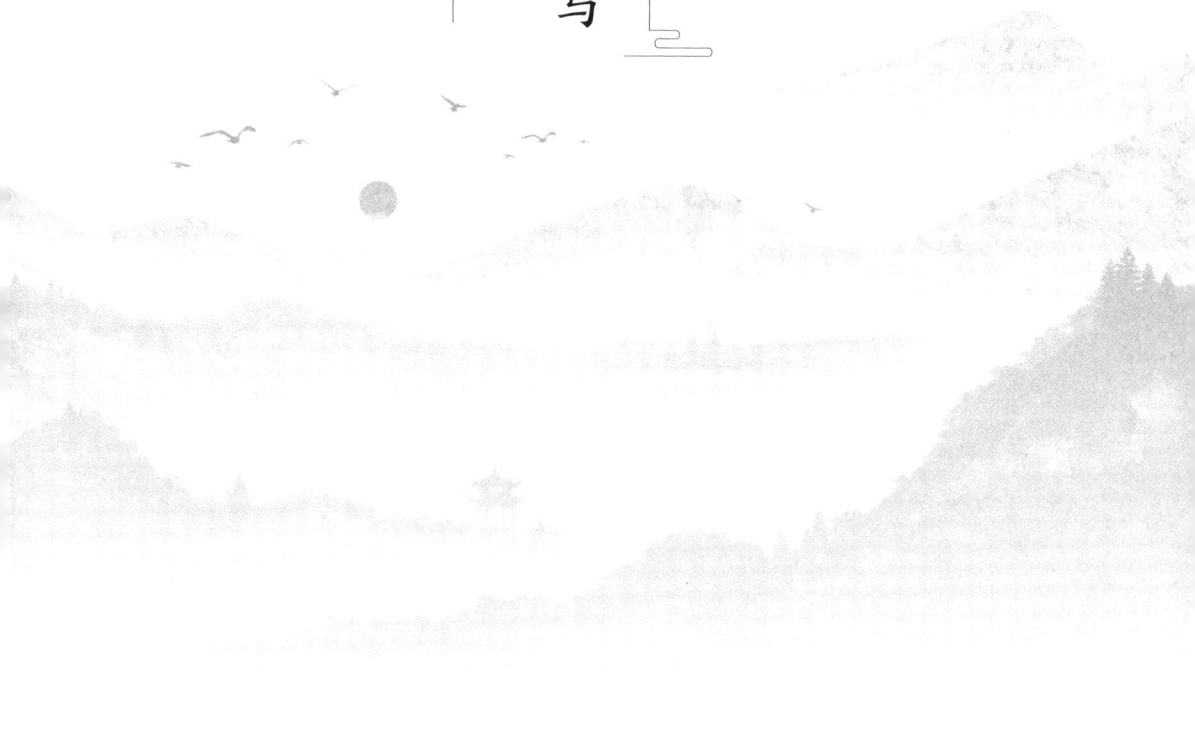

上一章我们提到了寻真疗法诊疗程序的五个基本步骤：初诊选经、查经评分、应验治疗、精准辨证、精准治疗。其中，我们详细讲解了寻真诊疗程序中经络问诊及经络诊查的步骤。为保持内容上的紧凑性和连贯性，本章将详细论述如何在经络诊查敏化分级的基础上，进一步运用应验治疗完成精细化辨证，并有效筛选出精炼的治疗处方。

第一节　应验治疗的操作程序

应验治疗是寻真诊疗中的一个重要步骤。首先，通过查经评分，我们获得了各种异常经络体征，对压痛点和虚空点也进行了敏化分级。接着，依据寻真辨证诊断原则，我们分析得出初步的辨证分型，再针对高度可疑的、与病症密切相关的经络敏化点，给予补泻的实验性揉按治疗。这一步骤旨在观察治疗引发的即时效应，评估特定经络与主症病机之间的直接关联性，解读其虚实性质，为后续的正式治疗提供最精准的思路与方法。

应验治疗是寻真疗法里独具特色的一个环节，它既是诊断，也是治疗的一步。在应验治疗即时有效的保证下，再给予对应的针、灸、摩、药等各种方法，往往能令疗效大增并更持久。应验治疗无疑是寻真疗法在临床中的一把利器。

一、应验治疗的适用范围

应验治疗的顺利完成需要满足两个必要条件：一是即时可见效应，二是疗效可量化比较。只要满足这两个特点，应验治疗几乎适用于所有病证。根据适用的具体情境，其应用可以分为四种情况。

1. 诊查当时有可以即时评估改善度的症状表现

这种情况是最常见的，即在患者来诊时，其主症正在发作中，如头痛、腰腿痛、脚麻、手指关节僵硬等。当然，也可能存在一些患者主观感受的症状，如半边头发蒙、脑雾感、嗜睡等。需要注意的是，患者的症状描述越具体细致，就越有助于我们抓住可量化评估疗效的参照指标。所以，在问诊时，我们应细致入微地听取患者主诉，将具体症状分割细化并精准定位，再针对相关的可疑经络，逐个采用相应的泻法或补法揉按治疗来进行筛选。在此过程中，我们让患者以 10 分制对每次揉按前后主症的严重度评分（10 分为最严重），查看该主症揉按前后有无变化，最后通过比较找出能最显著降低主症严重程度的一个或数个相关经络，以及它们的补 / 泻相应治法。

例如，患者以后脑的头枕部疼痛上牵巅顶为主诉来诊，我们首先给予经络问诊，大致判断出这个头痛可能与太阳膀胱经和小肠经、少阳胆经和三焦经相关。经络诊查也发现，太阳经的膀胱经昆仑穴、少阳经的胆经足临泣穴及三焦经的中渚穴都存在较高的敏化压痛点，而昆仑穴与小肠经的后溪穴至腕骨穴一带则呈现虚空敏化状态。在应验治疗中，我们首先锁定上述四条经络的四个敏化点作为治疗对象。治疗前，我们先让患者对头痛程度给出评分，例如 8/10 分，接着从阳经泻法的常规方法入手，对每个穴位施以顺时针的泻法揉按，每穴 30 ～ 50 次。接着，我们依次评估并记录按摩各穴位前后头痛的程度、部位和规律性是否有即时变化。如果泻法完成后头痛改善不明显，我们将尝试换成补法依次操作，直到找到能带来明显即时改善的穴位和方法。如果在这个病例中，以逆时针补后溪、补昆仑让头痛降到了 1/10，则可为我们辨证提供清晰的诊断，这是太阳经气血虚引发的风寒入袭证。同时，应验治疗也为正式治疗提供了明确的指引，即需要采用补法针刺或灸手足太阳经，或者在中药治疗中，在补气血基础上给予疏通太阳经的组方。而初步经络诊查时发现的高敏化点少阳经的足临泣穴和中渚穴，因为在应验治疗中没有显现疗效，可认为它们和目前的头痛病机没有关联，故没有选用。

2. 患者诊查时无症状，但发病部位有局部压痛点

这种情况在临床上也很常见，即患者的主症时好时坏，来诊当日主症恰好处于缓解期。这时候，依靠患者主观描述的症状改善度来判断经络疗效的办法显然行不通。遇到这种情况，我们可以尝试在患者主诉症状涉及的身体部位进行循按，去寻找潜在的局部压痛点。对相关经络的远端敏化点进行揉按后，比较其对局部压痛点敏化值的改善度，可以成为我们在应验治疗中对相关疗效的评判依据。仍以头痛为例，如患者来诊当日头痛未发作，我们仍可在其头痛部位附近按压，寻找可能存在的压痛点，或询问患者平时是否会在附近感觉到某个敏痛的点。

例如，在风池穴附近发现一个压痛点后，我们以均匀的中等力度按压它，并让患者对压痛按照 10 分制评分，并以此值为参照，评判接下来的应验揉按治疗能否降低初始的压痛评分值。然后，我们遵循应验治疗的基本操作程序，在相关经络四肢末端的高敏化穴位上施行相应的补泻治疗，直至头部压痛点的压痛值降低到八成以上，据此确定有效的穴位和补泻方向。虽然对于相关主症尚无可即时应验的疗效对比，但运用这个方法可以在很大程度上降低发病部位的局部压痛值，确保相关治疗方向不至于出现太大偏差。这种情况适用于时发时止的腹痛、胃痛、头颈痛、腰腿背痛等病症，或者是一些无法准确定位的病症，如上下肢水肿、上下肢酸软、手足麻木、闭经或痛经、尿频等。

3. 诊查时无法即时评估主症症状改善度，但仍可将主症受累部位与器官的其他相关功能表现作为即时评判参考

在临床上，这种情况常见于一些深在的全身性慢性病症，例如慢性便秘。应验治疗要令全身即时疗效显露，既不容易，也不方便。那么应验治疗应如何施行呢？对于便秘，我们可以从专注于患者的排便功能，转移到评估能否通过应验治疗激发患者的肠蠕动反应上来。我们知道，对于便秘的辨证诊断，脾虚、肝郁气滞、肾阴虚、大肠热、血虚、湿热等都是常见的证型，而临床上这些证型往往错杂在一起，例如肝郁并脾虚、大肠热兼肾阴虚等，形成了非常复杂、一般方法难以达到精细辨证的局面。在很多情况下，单纯靠在各经络上找到高敏化点，仍不能确保精准辨证。这时候，针对应验治疗能否引发肠道相关功能的反应，如即时的肠鸣音增加或者肠蠕动反应加强，就成了精准辨证的金钥匙。还有一类病证需要运用类似的变通方法来达到应验治疗的目的。具体来说，某些病证的治疗效果无法直接观察或测量，而必须借助工具来辅助判断。以新冠后遗症患者的味觉丧失或变异为例，在门诊，我们没有条件让患者试吃食物来检验应验揉按后的效应，因此，我们需要变通一下，去询问患者在揉按每个敏化点后，舌头有无不同的感觉，例如发麻、滋润、舒适或出现特别的味道等。根据这些应验治疗后的反应，我们进行综合分析，推断出各经络与当下舌部味觉改变之间的病机关联性。当然，因为应验的并非直接针对患者主诉的特异性症状，其所能达到的精准性会打一些折扣。

选择正确的应验治疗标的是决定应验治疗成败的关键。如何巧妙地选择关键的应验标的，也和我们的临床经验有关，我在这里给大家列举一些经典的应验标的例子。

- 焦虑症：身体放松感。
- 咳嗽/喘：喉咙舒松感，吸气时气管或胸口堵塞感的减轻程度，吸气或呼气困难的改善度。
- 皮肤病：皮肤经轻挠后引发的皮肤痒、皮肤清凉感、皮肤绷紧/松弛感。
- 失眠：身体紧张部位（如头颈部、肩部的紧张）的放松感，头部的昏睡意识感。
- 耳鸣：头部、耳周或颈部的放松感，当然如果耳周能找到压痛点，就以局部压痛点为标的。
- 减肥：对于实性肥胖，注意腹部的放松感；对于虚性肥胖，关注腹部的收束感，以及身体的轻快感。
- 崩漏：应验穴位能引发子宫收缩的强度。

4. 可即时评估患者脉诊和舌诊的变化

舌象和脉象的变化可能是寻真疗法蝴蝶效应的一部分。经过寻真治疗后，舌象、脉象都可以迅速反应，并呈现出明显的变化。而对这些变化做到即时捕捉，需要操作者具有敏锐的观察 - 觉知力。要在舌脉上完成应验的目的，还需要我们遵循一定的步骤，有的放矢地针对重点目标区域（舌诊）和分部（脉诊），进行应验治疗前后的观察和比较。相信经过一定时间的临床实践和训练，我们是可以获得这些技巧和能力的。因为本部分内容涉及的临床基本功要求较高，建议大家进入更高阶段的学习后再去尝试。

二、应验治疗的手法与补泻操作

寻真疗法对应验治疗程序的手法没有严格的要求。根据临床经验，一般以拇指或者并拢的食、中二指在目标穴位皮肤上施以轻柔的按压，然后进行顺时针或逆时针的画圈揉按。这一操作包括两个主要元素：首先，对穴位皮肤表面（穴位相关皮部）及以下的经络结构施以一定力度的按压，直接刺激该穴位关联的经络系统中的卫气与营气；其次，在穴位表面施以一定力度按压的同时，进行顺时针或逆时针的揉圈动作，这一动作会影响对应经络里气血的运行方向，从而形成"补"或"泻"的效应。经过反复的临床观察和比较后，我们得出这样的结论：顺时针揉按会具有"泻法"的效应，即引导经络气血逆着该经营气的走行方向反向而行，如中医辨证为肺热导致发热、喉咙痛的患者，在敏化压痛点鱼际穴上顺时针揉按后，喉咙痛和发热的症状即可得到缓解，而逆时针操作可能达不到这种效果，甚至会加重症状；逆时针揉按则具有"补法"的效应，即激活经络气血顺着该经的卫营气走行方向同向加强，如对于辨证为脾气虚的腹胀或者便秘病症，给予太白穴逆时针揉按会立即减轻腹胀的程度，增强肠道蠕动和肠鸣音，而顺时针按揉后，这种效应就不显著。只要经络与病证的病机是直接关联的，这些经络效应就会即时被激活。如病机关联性不高，即时效应是不会发生的。这些即时显现的效应，是我们坚信应验治疗在寻真疗法中作为精准辨证诊断环节的重要价值所在，更是寻真疗法相较于普通经络辨证及其他疗法的一大显著特色。

关于应验治疗中顺逆时针揉按的补泻效应，我们发现，它和古籍中记载的左转、右转针的操作方法实为同源。金元时期的著名针灸医家窦汉卿写的《标幽赋》是近当代对于转针补泻手法解读的重要源头，后世的《普济方》《针灸大全》《杨敬斋针灸全书》《针灸聚英》《类经图翼》及《针灸大成》等医学著作均收录本赋。原文是这样记载的："由是午前卯后，太阴生而疾温；离左酉南，月朔死而速冷……动退空歇，迎夺右而泻凉；推内进搓，随济左而补暖。"本文从八卦方位的关系出发，以"离位"与"午时"所代表的南方为针刺的观察起始点，向左边即"震位""卯时"代表的是东方移转。在此过程中，会因为带动太阴之气的生发而产生温热温补的效应，进而反射到进针手法上，推纳压按、顺着经气走行方向进针等补法操作与左转针的手法一致配合，可令身体生暖，成为补益的手法之一；反之，向右转针则可令身体清凉，成为泻邪的手法之一。

古人的思路在理论讲解上有点烧脑，但文字记载尚属清晰直白，左转针（逆时针方向转针）为补（暖）法，右转针（顺时针方向转针）为泻（凉）法，这和应验治疗中逆时针揉按为补法、顺时针揉按为泻法是一致的。然而到了现代，因今人对古人的文字出现了异解，导致与当代学院派广泛流传的"顺时针转针为补，逆时针转针为泻"的认识呈现了南辕北辙的分歧。寻真疗法，尤其体现在应验治疗的揉按顺逆时针操作中逆时针为补法，顺时针为泻法的对应，是经过我本人及学员们大量反复的临床观察得到确认的，这与古人的原始记载也是一致的。至于它和当代学院针灸派的普遍认知不一致，可以留待各位读者自己去体会，并在临床实践中加以验证后再予判断。

说点题外话，关于针刺时的转针补泻，寻真还有更进一步的解读与认识。在应验揉按中，因为我们手指给予的按压以及揉按对皮肤刺激的幅度相对于针刺都更大，所以对于经络气血运行方向的影响及激发出的补泻效应会更显著。而在针刺中，虽然微针刺激的深度能够达到，但转针的幅度不可能像揉按那样大，所以针刺旋转针体的补泻效应其实是有限的，更多的是暂时调整引导经络气血的运行方向。我在寻真的针刺治疗中，更多地使用左－右（逆－顺时针）转针去实现导引经络中气血的运行方向的效应；而要完成补泻的效应，则更多地依靠提泻－插补（挑－按针尖）来达成。举例来说，我们遇到一个胃肠热导致便秘的患者，在其天枢穴触按到明显的紧硬压痛敏化点（右侧大于左侧，7/10），且患者不喜按。我们顺时针揉按天枢穴后，患者的肠鸣音加强，并感觉舒适。故而，我们给予深刺天枢穴，得气后，提挑针尖泻胃肠热，同时配合逆时针转针，以引导胃经的经气顺着胃经的营气循行方向向下运行，以增强泻下的趋势顺时针泻法的揉按主要用于鉴别胃经热的实性病机，与正式针刺时的提挑／泻法相呼应；逆时针转针则是用来引导胃经之气顺经而下行，从而帮助便秘疏通。看似针刺"挑针／泻法"和转针"逆时针／补法"前后矛盾，其实是因为应验揉按和针刺治疗中对顺逆时针的操作有不同的作用目标与层次。总之，顺逆时针揉按是在辨虚实，而顺逆时针转针是在调经气之方向，二者的分工职能不同，我们在治疗时要注意区分，合理运用。

关于顺经逆经补泻的思路，也有值得深思的内容。近年来，针灸界流行的浅刺、浮刺等皮部经筋疗法，在治疗层次上并不针对经脉里的气血（以营气为主导），而是侧重于卫气层。那么，在采用浅刺、浮刺方法进行针刺治疗时，所谓的顺逆时针、顺经逆经等补泻效应就更值得商榷了。因为卫气在身体浅层面并不总是和营气在十二经脉的运行方向协同一致，尤其在白天，阳经系统中的卫气有其独特的运行路线，而在更表层的皮部中，卫气则更是四面八方自由出入的。这时候，如果还固守营气在十二经脉中的运行方向，机械地应用"顺经补，逆经泻"的原则来操作，无异于刻舟求剑，难以达到预期的治疗效果。我在临床上发现，进行浅刺、浮刺操作时，如配合逆时针转针，就会引导经气（卫气）在针尖指向的远端部位增强气脉搏动，反之则减弱。这一做法，即以针尖指向结合逆时针转针的方法治疗皮部－经筋病，有助于增强导气至病所，为临床治疗提供了新思路。

最后，关于应验揉按中能否用按摩棒、砭石等工具代替手指进行操作的问题，我个人没有对手指和工具的效应差异做过严格的临床比较研究，所以没有办法给出明确的答案。我建议大家在临床实践中自行体会，结合临床效应以及个人的感受和喜好来做出判断。

三、应验治疗的操作程序

应验治疗的基本程序步骤可以简化为如下的路线图：锁定主症→拟定路线图→查经与评估→明确病机辨证→对证治疗。我们将详细说明如下。

1. 锁定主症及初始评估值

第一步是锁定应验治疗需要评估的对象，并获得当诊时可即时量化评估治疗效应的相关症状、体征或压痛点等的初始分值。例如患者主述脑雾脑蒙，如果来诊时有症状表现，即可以脑雾为评估主症，并要求患者对应验治疗前的症状严重度给出初始评分。评分采用 10 分制，通常以 "X/10" 的格式来记录，其中 X 数值越接近 10 分，表示症状越严重。对于脑雾脑蒙，如果患者来诊当下没有明显的症状表现，我们可以询问患者具体在头部的哪个部位感觉到不适，这也能指引我们下一步探查的方向。例如，我们可以在前额、侧头及头枕部各区域进行按压，寻找可能的压痛点或其他体征，以辅助后续的诊查。如果找到局部相应的压痛点，其压痛度就可以作为应验治疗的标的；如果无法找到局部压痛，也可以用与脑雾病机接近的头脑清醒度为标的。初始评估值一旦确立，即可进入下一步。

2. 制定应验查经名单与路线图

第二步是基于查经敏化评分，择选出相关敏化的经络名单，并结合主症病机与相关经络关联性的密切度及敏化分值高低，去拟定各经络应验治疗的顺序路线图。应验治疗遵循固定的程序原则，对于精准高效地定位问题经络至关重要。我们推荐的应验治疗程序基本原则如下：①依照先阳经后阴经，再针对二级病机特定穴的顺序展开；②揉按治疗时，阳经宜先泻，阴经宜先补（这一原则适用于 70% 以上的病症），若无效，再根据可疑病机方向，针对各经的合穴、原穴进行补泻调整；③敏化评分越高，越优先。阳经—阴经—二级病机的顺序，反映了大多数疾病由表及里、逐层深入的发展过程，多数病症表现都是由于病邪阻滞在阳经，受到内在阴经体质的影响，并混合二级病机产物的综合作用而生。按照这个查经顺序，就不会漏过任何一个可能的病机环节。同时，有了规矩的程式，应用时才不会手忙脚乱，顾此失彼。并且，阳经病多为外邪阻塞，偏实证居多，越是病程短、发病急的病证，实证的概率越高。所以，我们推荐先从泻法入手揉按治疗阳经的高敏点，这符合疾病的普遍规律。当然，如果在高度可疑的阳经上泻法治疗得不到预期的改善效果，尤其是当该阳经明显触感虚空凹陷时，可追加补法揉按，再比较前后的改善度。阴经参与发病，多因自身气血阴阳不足，导致功能减退，或因表里经关系阴经营气虚，不足以支持对应阳经的防御功能，故而导致阳经治疗效果不显著。对于这种情况，给予该阴经补法揉按是最常见的处理方法。例如，一位鼻塞流清涕1月余不解的患者来诊，我们在查经时发现，该患者的大肠经敏化度高于其他与鼻部有经脉关联的胃经和膀胱经等，于是先选择敏化最高的大肠经入手进行应验治疗，并遵循先阳经泻后阴经补的原则进行操作。先给予大肠经敏化点曲池穴顺时针泻法 50 次，鼻塞缓解不明显；再转而给予逆时针揉补表里对经的肺经尺泽穴 50 次，鼻塞就消失了。这一操作完整体现了高敏化优先、先阳经后阴经、先泻后补的应验治疗顺序。当然，部分阴经也存在实证病机，例如心火旺导致的入睡困难、肺热引起的咳嗽吐黄黏痰、肝热导致的面红目赤和头痛口苦等，明显存在阴经五脏实证病机，在这种情况下，对于阴经也需要采用顺时针揉泻的方法，这要求我们根据具体的阴经病机状况灵活处理。若应验完阳经、阴经后症状改善仍不理想，即症状评估分值未能降至 2/10 以下者，我们还可以针对二级病机的特定穴，如阴陵泉、丰隆、血海、三阴交穴等进行应验治疗。对于这些穴位，我们推荐以左侧泻法为先，若穴位明显虚空凹陷且泻法效应不理想，可尝试给予右侧补法揉按。例如，胃胀酸的患者，阴陵泉虚空（+++），敏化度 7/10，在顺时针揉泻左侧阴陵泉后，患者的反酸和胃胀缓解不明显；遂改右侧阴陵泉逆时针揉补，胃胀及反酸烧心的症状即时显著改善，降到了 1/10。这种处理方式，在遇到明显脾虚证或脾经虚空度突出的病例时尤为常见。

遵循"阳经—阴经—二级病机特定穴"的统一查经顺序，在制定应验治疗的选经路线图时，我们需要明确各经脉治疗的先后主次顺序，这里推荐两个主要的指导思路。

思路一：以经络循行与主症病机之间的关联度为选择标尺。经络循行和主症发病部位关联度越高且敏化度越高者，在应验治疗路线图的排名越靠前。这适用于应验标的主症与查经结果发现的高度可疑经络间的病机联系是逻辑清楚，关联性非常密切的情况下。举例来说，嘴唇口腔溃疡疼痛明显，白斑溃疡点伴有周围红肿，处理这个病例时，应该如何选择应验治疗顺序呢？首先从经络联属来看，胃经、大肠经、肝经都有直接经络联属环唇入口，从经络角度来看，此三条经络应该排在治疗表的最前面，而且三经中，敏化点评分越高者，排名应该越靠前。另外，阴经里脾开窍于口，肾经虚热也常常导致口腔发炎，从脏腑辨证角度出发，它们也需要参与查经，而因为溃疡伴有白斑并周围水肿，提示可能存在水湿病邪，尤其是对于慢性反复发作的病症，需要加查二经病机特定穴阴陵泉穴。这几个阴经和二经病机特定穴需要排在与经络直接关联的前面三条经之后。经过查经发现，该患者胃经和肝经的敏化度最高，其次是阴陵泉，同时，非直接关联的心经和胆经的敏化度也很高。基于上述分析，最后确定应验治疗的顺序如下：泻胃经→补脾经（脾经作为"对经"放在泻胃经后）→泻/补肝经→泻大肠经→补肺经（肺经作为"对经"放在大肠经后）→补/泻肾经→泻阴陵泉穴→其他高敏化经（如胆经、心经等）。这个查经路线图反映了应验程序中选经查经在顺序上的原则：①经络联属与敏化度高者优先；②泻阳经与补阴经配对结合；③"阳经—阴经—二级病机特定穴"三级顺序。在处理此类病例时，如果患者其他经络的敏化度也很高（一般以敏化压痛值在 7/10 以上为筛选标准），如本例中的心经、胆经，因为口腔溃疡从病机理论上与此二经的直接关联性不高，在应验治疗的查经程序中，除非其他各个优先经络应验疗效不突出，到后面各累积症状改善评分没有降到 2/10 以下，否则是不需要将其纳入考虑范围的。只有在改善度没有达到预期时，我们才会将病机与经络联属关联度比较远的高敏化经络纳入应验治疗的路线图中。

思路二：以敏化评分高低为主线安排应验查经顺序。这种思路适用于病情比较复杂，或者医者对病因、病机认识不足，一时很难抓住核心病机，或者各敏化经络的病机关联性分不出高低的情况。例如，患者以双手颤抖症来诊。对于病机的解读会比较复杂：既可能是局部经络的虚弱或堵塞，如肺大肠经的失调；也可能是全身疾病的伴发症，如肝肾阴虚、脾虚气弱或心阴血虚兼肝风内动等。这时候，以病机关联度的思路来决定应验治疗路线图就会有点混乱。此时，采用敏化度评分来确定查经顺序就比较合理。另外，敏化值高低也适用于远程治疗或急性病症，或者患者无法完成全身彻底查经的情况。例如，我们在新冠疫情流行期远程救治过急性期高热、反复服退热药仍高热不退的患者。新冠病毒感染来势较为紧急，症状也重。患者身体状态既无法完全配合全身查经，又很难精确给出评分，这时如何决定查经顺序，如何应验治疗呢？首先，我们预估病机可能涉及的经络，列出可疑的受病经络，将膀胱经、胆经、胃经、大肠经、三焦经及肺经等六经列为最可疑的目标（阳经中的小肠经很多时候敏化度不高，可查可不查）。初步预判，包括肝、肾、脾、心、心包经等阴经，通常不会是急性期主导病机的直接涉病经络，仅是处理阳经时"对经平之"的辅助措施，作为备选经络。在安排患者参与应验治疗程序时，先让患者给出上述六条高可疑经络的敏化评分，剔除其中敏化分值低于 7/10 的经络；在无法给出精确分值的情况下，选取其中敏化压痛度最高的前三名经络。接下来，按照敏化压痛评分从高到低的顺序，逐个进行应验治疗。如该患者的敏化评分值从高到低是：左膀胱经 > 左大肠经 > 左胆经，即以泻左膀胱经→补左肾经（对经）→泻左大肠经→补左肺经（对经）→泻左胆经→补左肝经（对经）→泻右肺经（病机关联经，但敏化较低）的顺序一步步进行揉按应验治疗，每一次揉按后，关注患者身体是否有清凉感，必要时测量并记录当时的体温。通过这种方法，筛选出当时对于降低体温最有效的前三位经络，这些经络即为与该高温不降病机相关联的主要受病经络。最后，建议患者每隔 3 ～ 4 小时，按照应验治疗中发现的有效补法或泻法，揉按相关经络 150 ～ 200 次。经过这样的处理，多数患者可在 1 ～ 2 日顺利退热。

需要指出的是，路线一和路线二并非完全对立、无法融合。在很多时候，二者之间可以灵活转换，或者合并使用。对于同一个病例，可能两种路线都适用，关键在于根据当时的具体情况来决定更适合的操作路线。此外还存在一种情况：同一个病例，起初用路线一可能效果不好，第二次即可转用路线二，效果可能马上显现。

3. 应验治疗与疗效评估

第三步即为实施第二步确立下来的应验治疗路线，对目标经络依照拟定的应验治疗顺序给予揉按治疗，并逐一对应验揉按后的疗效进行评分，评分结果采用 X/10 的形式记录。经络治疗作用的速效性，对于我们在应验治疗中判断经络与主症间是否存在正相关关系具有非常重要的意义。需要指出的是，这种效应具有明显的时效性。具体来说，一个正相关的经络对主症的治疗效应会在应验治疗当下即可显现并能持续一段时间，接着，当下一个正相关的经络被治疗时，主症改善度会在前一个正相关的经络的疗效基础上再进一步提升。反之，当遇到一个非相关的经络时，主症改善度则不会发生变化，仍维持在前一个经络的疗效评分上。而一个反作用效应的穴位或方法被应用后，主症改善度会在前一个穴位的基础上倒退减分。所以，判断的基本规则是：在应验治疗中，能把主症评分度降低的经络与方法被视为有效，而应验揉按后症状评分度加重或者无改变的经络与方法即被视为无效。为确保治疗过程的准确性和可追溯性，我们建议对所有相关处理步骤与结果都给予准确记录。仍以上面新冠病毒感染引起的高热患者为例说明，我们首先选定体温为应验治疗的评估主症，并且在应验治疗前测得体温是 38.5℃。接着，我们确定了以下查经路线图：泻膀胱经→泻大肠经→泻胆经→补肾经→补肺经→补肝经→泻肺经。依照该路线顺序，我们除了让患者体会应验揉按后身体的清凉感这个应验标的外，也可以用实测体温的方式作为评估疗效的标的。具体操作如下：①泻左膀胱经敏化昆仑穴 40 次后，测得体温为 38℃；②补左肾经敏化照海穴 40 次，体温进一步降至 37.4℃；③泻左大肠经敏化合谷穴，测得体温为 37.2℃；④补左肺经敏化尺泽穴，测得体温为 37℃；⑤泻左胆经敏化点侠溪穴，测得体温为 36.8℃；⑥补肝经敏化点左太冲后，体温无变化；泻左肺尺泽，体温亦无变化。综合以上数据，我们得出结论：与降低体温有关的经络穴位及治疗方法包括泻左膀胱经昆仑、补左肾经照海、泻左大肠经合谷、补左肺经尺泽和泻左胆经侠溪。从降温效果上看，对于降体温效果最强的是膀胱经及肾经，其次是大肠经、肺经和胆经。这也为我们下一步分析病机病理、决定治疗策略提供了强有力的依据。

在应验治疗的过程中，常常会出现一种寻真疗法特有的现象，我们称之为"次级病机凸显"，它是"蝴蝶效应"在中医经络治疗中的具体表现。这种现象指的是，在应验揉按某一条经络的敏化点时，与该应验治疗不直接相关的经络所关联的身体其他部位会出现一些感应现象。例如，在处理坐骨神经痛引起的膀胱经沿线疼痛时，两侧颞部胆经和三焦经分布部位突然疼痛凸显，这种现象其实是身体在提示我们下一步需要处理的经络，这是一个非常重要的经络信号。

我们不但要记录下来，而且最好能结合查经路线图，根据身体的提示一步步完成应验程序。在经络气血旺盛的患者身上，次级病机凸显能协助我们更有效率地"跳级式"找到关键病机，但在一些经络气血虚弱的患者身上，有时候这些次级病机凸显会以反复绕圈的方式呈现并干扰治疗思路。遇到这样的情况，大家不要着急或慌张。我们应该聚焦于补益气血的基础，以补阴经营气为主给予调整，经过几次的治疗后，这样的情况就会出现好转。

4. 分析病机明确诊断

第四步是根据第三步应验治疗得到的结果，通过比较各敏化经络的疗效差异，筛选出高度有效的经络及其对应的补泻方法，并据此分析它们所代表的相应病机，由此总结出与主症最密切关联的病机。继续以上面新冠高热患者为例来说明。前面我们已经说到，这个高热患者经过应验治疗发现：泻膀胱经、补肾经、泻大肠经、补肺经、泻胆经等方法都能有效降低体温。其中，尤以膀胱经及肾经的降温效果最为显著，其次是大肠经，然后是肺经和胆经。这个结果提示我们，这个高热的患者主要病机是在肾阴虚热的基础上感受风寒，并且寒邪主要集中在太阳膀胱经，其次影响到了大肠经和胆经。同时，大肠及肺经系统的营气血不足也影响了大肠经的抗邪外出能力。这个过程不单明确了哪个经络有效，还帮助我们根据疗效的改善程度高效、清晰地分辨出各个经络与病机相关度的高低，以及该经络的虚实状态。从这一点就可以看出，寻真是临床辨证诊疗中有别于其他中医方法的高效利器。

5. 拟定正式治疗的原则与对象

第五步是基于第四步得出的核心病机结论，进一步选定正式治疗的目标经络与脏腑，拟定最后的治疗方案，包括针灸、推拿、药物等的理、法、方、药。寻真疗法的特点在于，在应验治疗有效的基础上，针灸不是唯一的治疗手段，只要辨证诊断出发点是一致的，无论是针灸、推拿还是草药，各种治疗方法的疗效会高度一致。我们要强调的一点是，应验治疗的过程既是辨证诊断的过程，也是寻真疗法治疗中不可或缺的一环。当然，因为治疗的深度不一样，经过应验治疗的患者，如果再结合正式的针刺治疗，其疗效往往能持续得更久，复发的概率也会更低。

对于针灸选穴及用针数目，我有话要说。根据经验，为了实现最佳治疗效果，我们建议把改善疗效最突出的前三个经络或脏腑系统作为正式治疗对象。经络穴位是身体气血在经络路线上反复循环时与天地宇宙进行信息与能量交换的"交流站"，就像是高速公路上的一个个休息站。人体经络治疗作用的实现，最终依赖于其中运行的气血能量。

当面对气血不足的患者时，若使用针灸针等工具刺激体表穴位越多，每个经络穴位所能调遣的治疗力量就越分散，效果也就越弱。我在观察中发现，如果一次针灸治疗中选取的经络数目超过 3 个经络系统，一旦遇到体质虚弱、气血不足的患者，治疗结果反而会不如预期，甚至病情很快复发，疗效维持时间不超过 24 小时。

所以，一般情况下，选取的治疗目标最好不超过 3 个经络系统，这是我给大家的建议。现实是很多同学在初学寻真疗法时，对于应验筛选的经验不足，病机判断的精准度也把握不好，很难在遇到复杂病例时准确而迅速地锁定最接近核心病机的 3 个经络系统。而且很多学员习惯了传统针灸治疗的做法，动辄取穴用针十数枚甚至二三十枚，一下子要求他们精简取穴，从习惯上和信心上都难以适应。因此，对于初学者，我给出一个变通标准：在确保达到改善症状 80% 的疗效的基础上，即通过应验治疗查经揉按后，能把症状严重度评分值降到 2/10 以下，对各有效穴位进行针刺治疗时，一次用针总数不应超过 10 枚。请相信：用针越少，效果越强！

关于治疗用穴，一般情况下，一条经络只需扎一个穴位，而且在明确了病机的气血寒热辨证后，只单侧取穴效果就非常强，不必双侧取穴。当然，在特定情况下，如慢性病程长、病情复杂，尤其是阴经虚实夹杂状况都很突出时，也可能需要采用原穴、合穴与特定穴的组合方法，如脾经上太白、阴陵泉、三阴交、血海等可以两两搭配使用。还有学员会问：身体双侧取穴不好吗？什么时候单侧取穴更好呢？我给的建议是：双侧取穴是为了加大刺激量，以加强针刺的疗效。但遇到经络气血虚、体质比较弱的患者，对所有穴位都给予双侧刺激，实际上达不到增强效应的效果，反而会因为下针过多而分散气的治疗力量，从而削弱效应。另外，经脉穴位左右两侧带有阴阳气血的不同偏性，同时两侧取穴，应用不好的话，有可能互相抵消穴位的治疗效果，甚至会弄巧成拙。

所以，我一般建议针刺时，针对最核心病机，可以双侧取穴以加强刺激；而对于其他辅助病机，则一般单侧取穴。例如上面的新冠病毒感染引起的高热病例，在明确了膀胱经风寒外侵为核心病机，同时复合肾阴虚、肺阴虚、大肠经、胆经阻滞的情况下，即使没法对肺经、大肠经和胆经做进一步细分辨证，我们仍可以给予针刺泻双侧膀胱经昆仑、补左肾经照海、补左侧尺泽、泻左侧合谷、泻左侧侠溪。总共用针6枚，最后的疗效仍然是令人满意的，甚至有可能会比所有穴位都扎双侧效果更好。

对于下针顺序，可以遵循以下几个原则：①先扎阴经后扎阳经，阴经依照少阴、厥阴、太阴的顺序下针；②先主穴后配穴；③对于虚证补益法，依照从脚（下）往头面（上）的顺序进行针刺；对于实证清热或泻邪，则依照从头面（上）往足底（下）的顺序进行针刺；④扎阳经时，依照阳明、少阳、太阳的顺序下针。因此，上面新冠病毒感染引起的高热病例的取穴，可以按照如下两种方法操作：①拟定先阴经后阳经、先上后下（泻邪）的顺序，故先补左尺泽，后补左照海；然后泻左合谷，再泻左侠溪，再泻双昆仑；②拟定先主穴后配穴，再配合先上后下（泻邪）的顺序，先泻双昆仑，接着补左尺泽，然后泻左合谷，再补左照海，再泻左侠溪。

至此，整个应验治疗的完整程序已经依步骤呈现给大家了。而如何在应验治疗中快速高效地精准择穴，则涉及下面要讲的选经择穴原则。有了这几条选经择穴的金律，寻真疗法应验治疗将如虎添翼，令咱们的疗效即刻实现质的飞跃。

病　案

应验治疗：胸闷咳喘案

患者：男孩，8岁。

初诊时间：2022年2月。

主诉：胸闷气喘伴痰鸣音4个月，加重2周。

问诊：患者自2岁开始，曾经有2年时间反复因为感冒受凉等原因引发慢性咳喘，频繁出入医院急诊室。经过一段时间的调理后逐渐平复，有过4年相对稳定的时期，肺部症状较少。2021年10月初，因受寒导致感冒深入，没有康复，随即诱发了较严重的胸闷气喘，并伴有中重度的哮鸣音。喉中及胸部呼吸不畅，痰鸣明显。经医院止喘抗炎治疗后稍有平复。

两周前，类似症状再次发作，先从鼻塞咳嗽的感冒症开始，逐渐发展到胸闷、呼吸不畅，伴有痰鸣音。目前又开始西医的定喘喷雾治疗。患者诉，目前除胸部症状外，精神能量尚可，无发热，亦无明显的口渴、身热、盗汗等。二便如常。脚底偏凉。有胸闷气喘和轻微偶发的咳嗽，多在遇冷空气或气温稍降后出现，且多于每天下午 1 点左右开始，随时间推移逐渐加重，直到晚上睡前。

舌诊： 饭勺形舌，舌体瘦而薄，舌色偏红而嫩，根窄，肾区凹陷，舌尖心肺区凹平，脾区纵线凹陷连及心肾区。脾线两侧的肝区绷紧隆起，但胆区薄凹。

脉诊： 浮取脉弦细滑，中取滑数，沉取弱。

寻真查经评分： 这是一个未成年孩子的病例，从病史上看，存在禀赋不足的一面，但主要问题在于外感未清。西医治疗多采用镇静止咳平喘的药物，或是类固醇激素与抗生素进行压制性治疗，很容易把未清的外邪压制入里，导致肺气阴不足的体质，同时伴有寒邪、虚热、痰湿等多种因素裹挟在一起，最后形成咳喘的慢性化。每次感冒复发，身体都试图排邪却无力完成，导致咳嗽、哮喘反复发作。从这个孩子的舌象上看，明显反映出阴虚为底的体质，心肺肾阴均不足，合并脾气虚。针对主症咳喘需要精准辨证与查经，具体内容如下。

阳经：外感可能涉及所有三阳经，需逐一查看。

阴经：当属肺经为主，如果肺经的敏化不高，则肾经和脾经也可进一步检查。

二级病机特定穴：涉及痰、饮病机的阴陵泉和丰隆穴必不可错过。

查经评分结果如下：

三阳经：膀胱经束骨 R 7/10，胆经足临泣 L 8/10，胃经陷谷 R 9/10，大肠经曲池 L 10/10（++），三焦经外关 L=R 10/10。

三阴经：肺经尺泽 L=R 10/10（+），鱼际 L 9/10。

二级病机特定穴：阴陵泉 L 10/10，丰隆 L 2/10。

分析： 从查经结果初步分析，目前最突出的矛盾是，外感风寒入侵阳明少阳未解并有化热，湿饮郁结阻肺，另，肺中阴虚化热或合并湿饮郁久，肺中虚实性质未能明朗。本病例辨证的难点在于辨明咳喘的性质是以外感、痰饮还是肺阴虚为主导？阳经中大肠经虚空是不是需要补？唯一能帮助我们快速厘清疑问的方法就是应验治疗。

应验治疗：

（1）锁定主症：患儿目前胸闷气喘明显，这就是应验治疗当下锁定的主症。应验治疗前症状评分为 7/10。

（2）拟定应验查经路线图：选取目前查经敏化压痛评分最高的 4 个经络与穴位为第一阶段的查经目标，以先阳经后阴经最后二经病机特定穴的顺序逐个筛选查验。鉴于该病例发病时间较长，可能存在阳经营气病虚弱的情况，我们在阳经泻法无效时也会对重点阳经加以补法应验。具体应验过程如下：大肠经泻 + 补 → 肺经补 + 泻（对经平之 + 肺经直接病机）→ 三焦经泻 → 心包经补（对经平之）→ 阴陵泉穴泻左或补右 → 其他经（胃、胆、膀胱经等 + 对经）。

（3）应验治疗与疗效评估（胸闷气短初始评分 7/10）：

顺时针揉泻曲池并评估症状，胸闷气喘降至 5/10。

逆时针揉补曲池（考虑阴虚体质，故补左侧合穴），胸闷气喘无改变。

逆时针揉补尺泽（对经平之）并评估症状，胸闷气喘降至 3/10。

顺时针揉泻尺泽（针对肺经痰饮实证病机），胸闷气喘再降至 2/10。进一步询问得到反馈，患儿对尺泽穴的顺时针泻法感到更舒服。

顺时针揉泻外关并评估症状，胸闷气喘降至 1/10。

逆时针揉泻外关并评估症状，无改变。

逆时针揉补心包经并评估症状，无改变。

顺时针揉泻阴陵泉并评估症状，胸闷气喘降至 0/10。

放弃逆时针揉补阴陵泉（该操作是为了排除脾气虚并痰饮的病机，因上一步阴陵泉泻法后主症已消除，辨证已清楚，故跳过）。

（4）精准辨证分析：由上面的应验查经结果可以看出，目前患儿的胸闷咳喘主要由以下原因引起：①痰饮水湿阻遏于肺；②风寒阻于少阳阳明化热；③合并轻度的肺阴虚热。

精准治疗：选穴针刺，泻双肺经尺泽，泻左侧阴陵泉，泻左曲池，泻右侧外关。

治疗结果：当日治疗结束后，患儿的胸闷气喘完全平复，当晚未再发作，后经过前后3周的治疗，痰喘、胸闷、咳嗽等诸症均平复，患儿恢复正常。

─────────── **小　结** ───────────

　　这个病例用选经、查经、应验的整个程序，完整地展现了寻真的全套诊疗思路。对于当下复杂的病机，从表里、虚实、寒热进行鉴别诊断分析，非常透彻清晰。如果没有高效的应验治疗步骤，是做不到这一点的。之所以能够高效迅速地取得疗效，取决于以下几个因素：①对于急性病症的病机，查经范围越小，越有利于高效提炼涉病经络。②针对涉病经络的病机，无论是阳经还是阴经的虚实证，都要予以考虑。在应验治疗程序中，提前设计好相关步骤，对每一步所要鉴别的相应病机做到心中有数，这样就不会临场忙乱而不知所措。③密切结合应验治疗选穴原则，集中选取最高敏压痛点的经脉，并关注虚空点，通过补泻操作鉴别筛查各经脉穴位的具体疗效，其中对痰湿饮病机的鉴别，尤其要记得泻左合穴、补右合穴的搭配。④整个寻真治疗过程要做到有理、有据、有节。无论什么疑难杂症，到了寻真疗法面前，都有希望被我们条分缕析，轻松破解。

第二节　应验治疗的择穴选经原则

　　在应验治疗中，条理清晰的程序固然重要，但拥有明确的择穴原则来指导筛查和精选有效的经络 – 穴位才是关键。应验治疗的择穴选经总原则可概括为如下几点：①不痛不针；②不虚不针；③不验不针；④敏化不应，对经平之。

这几点择穴选经总原则，既有针对应验治疗前择经选穴的筛选原则（第①②条），也有针对应验治疗后机体反应的应对原则（第③④条），是寻真疗法"精、准、效、应"的核心支柱。如果医生能把它们灵活地运用到应验治疗的各个步骤中，就能对患者的病情病机做到心中有数，成为患者心目中的"明医"。

一、不痛不针

顾名思义，"不痛不针"是指治疗的经络如果没有表现出疼痛敏化，就不需要针（应验）治疗。这一原则是寻真疗法中对敏化压痛经络体征的具体应用。也就是说，选择经络治病时，首先是从寻找敏化压痛入手的。敏化压痛越明显的经络，与主症病机关联可能越密切。寻真疗法的诊断思路是和敏化点直接挂钩的，而且它的疗效也是通过刺激敏化点得以即时实现的。所以，"不痛"即意味着该经络没有疼痛敏化或敏化度低，也提示该经络的实证不通状态和目前主症病机的相关性不会太高，对它进行治疗能取得即时效应的机会也不高。应用"不痛不针 / 治"这一原则时，要注意以下几点。

1. 首选最痛敏化点

多数情况下，治疗时应首选敏化压痛评分最高的点。对于临床上近九成的病例，压痛敏化评分最高的经络穴位往往与主症病机关联度最高，对这些穴位的治疗最有把握取得迅捷的效应。

2. 依照经络 – 脏腑关联性高低进行筛选

选择敏化高的经络穴位是首要原则，但必须结合该经络的分布与主症关联属性，以及脏腑病机相关度的高低来判断。我们要确保所选择的经、穴必须是与主证病机直接相关的敏化压痛点。判断的原则是：该经络是否有皮部、经筋、经脉、络脉、经别等关联结构分布到主症涉及的身体部位？或者该经络代表的脏腑是否有涉及主症的相关功能联系？如果经络分布联属几乎不相关，脏腑病机联系也很遥远，我们当然不会将这个经络定为首选穴位。例如一个鼻塞的病例，我们在陷谷和足临泣都测到很高的敏化压痛点，应该如何选择穴位治疗呢？鼻部涉及的直接联属经络包括膀胱经、胃经和大肠经，而胆经与鼻的经络关联度相对较弱。如今在胃经的陷谷查到高敏化点，陷谷穴自然是应验治疗的首选。但如果患者主诉不是鼻塞而是前额痛，那么眉腰以上的胆经分布也应该被纳入病机考量中，应验治疗不但要查阳明经、胃经的敏化点，胆经的敏化点足临泣穴都应该列入应验治疗的目标穴位。当然，临床实际情况千变万化，在我们临床经验以及对中医病机认识还不丰富的时候，有些看似不相关的敏化点，也可能会成为疗效取得突破的切入点。例如，在治疗坐骨神经痛相关的腰背腿痛时，患者的大肠经压痛敏化很高，最初的时候，因为不论是从经络分布还是从脏腑病机上看，大肠经与坐骨神经痛的关联性都不大，不会是治疗的首选。但是在一些病例中，下肢涉及腰背腿痛的各个经络都试了一遍，得到的缓解效果却不突出，针对大肠经敏化点曲池的治疗却能快速且显著缓解相关的腰背腿痛。类似这样的情况，我们有时也会在临床上收获惊喜，帮助我们丰富对某些病症病机的全面认识。对于这个腰腿痛的患者，大肠经的介入其实是通过湿邪的影响来参与病机的，这里有必要强调一下寻真对湿证的病机认识。在全身水湿病机的参与中，除了肺、脾、肾三脏作为水之上、中、下源外，大肠经、三焦经和膀胱经也参与了全身水湿的代谢。当我们探索某些复杂的、带有湿证病机的病症，且常规处理方法效果不好时，我建议不妨从全身水湿病机的角度出发，加入大肠经合穴曲池、三焦外关穴、膀胱经的合穴委中穴的应验。另外，各涉病经脉的合穴也是反映各自湿邪聚集的特异诊断治疗要穴，大家不妨多加关注。

3. 敏化从高到低逐级应验

在部分病症中，敏化压痛度并非最高的穴位也会作为治疗用穴，但这是必须是由高到低逐级筛选后才会走的一步。这一点其实是引导我们理解，并不是所有敏化的经脉都参与的是同一病症的病机。所以，除了最高敏化点外，其他经脉或穴位的敏化点也可能是相关病机的一部分。要确定谁才是错综复杂的临床症状中的主导者，只有通过应验治疗的量化比较后才能拨开迷雾见真容。因此，将量化指标纳入应验治疗程序中，对比症状评分与改善度评分，对于判断各个经络与主症病机间的关联度至关重要。我们着重强调，作为一个标准化的操作过程，应验治疗应当从敏化评分最高的经脉－穴位入手，逐步降次查验，以确保初学者能按部就班地循序完成诊断过程，避免遗漏。

4. 阳经泻，阴经补

阳经的敏化压痛，与卫气遇邪气入侵而缠斗形成经络堵塞的状态有关，故而实证的情况最常见，多数采用"泻法"，治疗效果即可显现。在我个人的观察中，"阳经泻"占到临床病例的七至八成。只有在很少部分经络气血严重虚弱的患者身上，按压穴位的触感会明显虚空，有可能形成因营卫气不足而抗邪无力，导致外邪不进不退滞留于经络上的情况。这时候，泻法应验治疗的效果会很小，甚至有可能会加重病症，所以我们才会采用补法揉按来应验治疗，查看它的疗效。阴经的敏化压痛点的出现多数需要视该经和该穴的性质而定。阴经中营阴血气的状态与五脏盛虚的状态直接关联，其中虚证的比例更高，故而多数以补法作为阴经的应验治疗起手方案。当阴经作为独立病机发病时，其需要补法的情况会占到临床病例的七成以上。例如，对于慢性腹泻的患者，如果脾气虚症状明显，我们会首先考虑补右侧的脾经原穴太白穴来补脾气。当然在具体病例中，如果遇到阴经脏腑或经络中明显实证的情况，泻法也是必需的。这些情况在急性病症的处理上尤其多见。如我在前言中所介绍的，我曾远程救助过一个新冠病毒感染后 12 天的病例，患者表现为急性期病症，胸闷呼吸困难，极度乏力，血氧饱和度一度跌到了 92%。查经络后发现，左侧的肺经尺泽、大肠经曲池及胆经足临泣的压痛敏化值都非常高。尺泽穴是肺经合穴，临床上既是反映肺阴不足病机的要穴，在急性实证中也是反映痰湿阻肺的穴位。由于本病例中肺经尺泽高敏，患者痰湿郁闭、呼吸严重受阻的症状突出，肺经实证的可能性更大。因此，我直接给了患者一个大胆的建议：不但顺时针揉泻阳经曲池、足临泣二穴，同时还配合顺时针揉泻肺经的尺泽穴作为应验治疗方案。结果患者在做完各穴揉按 150 圈后，当即在接下来的 1 小时内频频咳吐出大量的白黏痰，胸闷呼吸困难的病情当晚即大大改善。另外一种"补阴经"的情况是，作为与阳经配对的阴经，在泻阳经的同时，应验治疗时还会配合与之对应的阴经进行"对经平之"的补法步骤，这即为本节选经择穴原则中讲到的第四条，我们会在后续内容中做详细讲解。

二、不虚不针／治

本原则主要针对存在经络虚证时的选经择穴。经络压痛敏化和虚空敏化分别反映经络的实证与虚证状态。当经脉上出现虚空、增宽、变深的经络穴点时，即反映出该经络中营阴气血等能量物质的不足。经络的修复与疗愈依赖于经脉中充裕的气血能量。经脉中气血能量越充足，身体对经络刺激的疗效反应就越快速，而且疗效持续的时间也越长久。一旦虚损达到一定程度，经络的即时改善和长远修复效应都会被严重地弱化。所以，针对虚空敏化点的治疗是增强身体修复质量和疗效持久度的重要保证。问题是，对于初学者来说，前一条"不痛不针"很好把握，只要找准了压痛点，疗效即可有保证，干净利落。但是，对于虚空敏化点的治疗处理，确实存在一定的挑战，因为到底虚空到什么程度才需要治疗，并没有固定的标准。事实上，在临床上并非所有虚空的经络都必须给予治疗。是否有必要治疗，取决于它和主症病机之间是否存在直接关系。我在这里对于是否选择虚空敏化点进行治疗给出以下几条建议。

1. 关注病机与病位是否密切关联

具体而言，我们需要考察主症发病部位周围是否有直接的该经络的循行结构经过，或者主症的关键病机与该经脉相关的脏腑的生理病理间是否存在密切关联。这是所有寻真治疗择经定穴的首要考虑条件。

2. 虚则补之，应验是王道

这句话的意思是，对敏化虚空点的治疗以"补法"为主，至于是否决定采用该穴，要以应验治疗的效果作为终极标准。首先需要判断经络"虚"的状态以及适宜补法的条件。经络穴位触感虚空度分值在 ++ 以上，即视为高敏化虚空，这是该经脉气血营阴能量虚空的标志。"虚则补之"的原则，阴经、阳经都适用，所以"不虚不针 / 治"这一原则既适用于六条阴经（肺、心、心包、脾、肾、肝）的虚空，也适用于阳经的虚空点。但需要强调一点，有虚空的敏化点，并不代表该阴经或是阳经于治疗时一定采用补法，二者之间并不存在必然对等关系。临床判断的最强依据靠的是应验治疗的检验结果。例如，在一例反复吐痰涎伴咽喉阻塞感的病例中，我们查经发现该患者脾经太白穴虚空值（++），左侧阴陵泉穴敏化虚空值（+++），且压痛值 9/10。从病机上分析，这是一个典型的脾虚湿阻、水饮内停的病证。在实际应验时发现，补太白、泻阴陵泉的效果非常好，咽喉中的痰黏阻塞感即刻消失。所以，初诊时给予了补太白、泻阴陵泉的针灸治疗。但第二诊前，因为患者吃了过多冷饮而病症加重，再次进行应验治疗时，我们发现揉泻阴陵泉无效了，而揉补阴陵泉则效果更好。所以二诊时，治疗虽仍取用太白、阴陵泉穴，但都采用了补法，并在太白穴上加了艾灸。这充分展示了寻真疗法在临床应用中"随证治之"的灵活性。没有应验治疗的指导，是很难单纯靠个人经验精准判断补泻操作的。这样的病例在寻真疗法的实际应用中不少见。可见，如何选择穴位治疗的补泻方向，应验治疗是最好的判断工具。

3. 阳经先泻，虚空可补

阳经原则上以泻法为主，但在阳经出现虚空敏化的情况下，若针对该阳经，泻法疗效不明显或不持久，则需要积极考虑补益相关虚空阳经，并用补法应验治疗来确认是否适用于该阳经。其中涉及阳经病的情况可以分左右来论述：如果病发在左侧，阳经虚空，辨证多提示该阳经阴血不足，故一般建议补其左侧合穴；如果病发右侧，阳经虚空，多提示该经气阳不足，故建议补其右侧的原穴。

例如，我曾遇到一个左侧昆仑穴明显虚空的反复眉心痛患者。在应验治疗环节，我们顺时针揉泻该昆仑穴，患者的眉心痛虽能暂时缓解，但疗效仅仅持续半小时，当日结束治疗后不久就再次发作了。在后续的治疗中，又如此反复发生了数次。最后我决定换成逆时针揉补左侧合穴委中穴。这一调整后，该患者的眉心痛不但当即缓解，并且治疗后持续多日都没有复发。

🗂 病案

应验治疗：失眠案

患者： 女性，30 岁。

初诊日期： 2023 年 9 月。

主诉： 失眠症反复发作多年，加重 1 周。

问诊：（此为网上咨询病例）患者多年来反复睡眠不佳，尤以生完孩子后加重。有时入睡困难，有时浅眠早醒，有时多梦，有时无梦，变化无规律。患者情绪易紧张焦虑，既往有"中度抑郁症"史，间断服用抗抑郁药物及安眠药。自诉 1 周前因饮食不慎，过食辛辣诱发失眠，具体表现为整晚无法入睡，伴有焦虑烦躁。其余如大小便等无异常。

舌诊： 舌体瘦，色红，苔薄少，细裂纹，舌尖红。

脉诊： 远程咨询，无法脉诊。

经络查经评分： 这是一个以失眠焦虑为主诉的病案。鉴于患者长期存在易受干扰的慢性睡眠不宁病史，我分析它涉及的病机应该更多与扰乱心神和肝魂为主的阴经病因素有关，但该患者也提到饮食不慎导致睡眠临时加重的因素，所以阳经病的干扰也需要排除。这个病例该如何缩小查经范围呢？下面列出可能涉及的主要相关经络，逐一分析，以便我们针对具体病情缩小查经范围，精准辨证。

（1）阳经：胆经、三焦经的郁热或虚热确实可能与入睡困难有关，同时，胃经、大肠经也可能通过消化系统失调从而间接导致入睡困难和早醒。鉴于患者发病过程中并无外感等诱发因素，可以推测，膀胱经、小肠经对睡眠的影响在此案例中并不显著。所以，阳经主查少阳、阳明经。

（2）阴经：心、心包、肾、肝经的病变在本病案中扮演着重要角色。这些经络的病变涉及心肝肾的阴血虚不足，导致早醒，同时也可能因心（心包）、肝、肾阴虚火旺等引发入睡困难；肺经病变可能会引发凌晨3～5点间特定时段的早醒，也要注意。但鉴于这个患者的入睡和早醒紊乱，没有固定的时间特性，所以只和时间输穴锁定的肺经相关选穴就不用考虑了。另外，从发病史分析，患者生完孩子后症状加重，这多数提示病机的基本方向为阴血虚进而加重虚热。目前症状加重是因辛辣食物过食而起，也提示胃热可引发心火（胃经有支脉连接心脏）的基本方向。舌象上也是阴虚热象。目前以入睡困难为突出表现。我们的查经重点应放在影响心神、肝魂，导致阳不入阴的潜在病机与经络上。故阴经主查少阴、厥阴经，尤其是合穴与荥穴。

（3）二级病机特定穴：如果舌象上涉及胖大齿痕舌、滑腻苔或者瘀斑瘀点，则要注意查看阴陵泉、丰隆、血海或者膈俞等穴。该病例舌象上没有显示明显的痰湿与瘀血征象，故暂时不考虑查二级病机的特定穴。查经结果如下。

阳经：胆经侠溪 L 7～8/10，三焦经中渚＝外关 R 8～9/10，胃经内庭 R 8/10，大肠经曲池 L 7～8/10。

阴经：心包经劳宫 R 10/10，肝经曲泉 L=R 10/10，肾经照海 L 10/10，心经少府 L=R 8～9/10。

从目前的查经结果看，我们发现，几条阴经的敏化压痛普遍高于阳经，据此可以大致预判，这个患者刻下的失眠与阴经病的关系更密切。其中敏化压痛值最高的三条经络及穴位分别代表的可能病机如下：L 照海提示肾阴虚，R 劳宫提示心包火，L=R 曲泉提示肝阴虚或肝热伤阴。在敏化最高的三条经里，肝经的曲泉穴的虚实方向尚不明朗。我们就用接下来的应验治疗去进一步精确治疗方向。

应验治疗：

（1）锁定主症：失眠是本病例的主诉，焦虑是副主诉。因为失眠无法即时评估效应，焦虑也不是随时处于发作状态，我们选取了患者当时与主诉症状病机接近且易于感知和评估变化的症状感受"紧张，全身不放松"，作为应验治疗的主症。我们以第一个能获得放松感的穴位引发的放松度为参照值，对比其他穴位治疗后的效果差异，来筛选出疗效最佳的前三名经脉穴位。

（2）拟定应验治疗路线图：对上述主要敏化压痛点，我们将按照敏化值从高到低的顺序，遵循阳经先泻后补、阴经先补后泻的程序进行应验治疗。由于本病例中敏化最高的主穴都在阴经上，我们尤其要把重点放在对各经的合穴和荣穴的补泻鉴别上。其中，对曲泉穴的补法与泻法两个方向对"紧张"改善效果的对比，将是重点观察对象。

（3）应验查经与评估：

逆时针揉补左曲泉穴后，放松度不大，评分为5/10。

顺时针揉泻右曲泉穴与顺时针揉泻右太冲穴后，放松感相似，评分为10/10。

顺时针揉泻右劳宫大于逆时针揉补左曲泽穴，放松感为10/10。

逆时针揉补左照海穴大于顺时针揉泻右然谷穴，放松感为8/10。

顺时针揉泻右少府穴大于逆时针揉补左少海穴，放松感为6/10。

在对各阳经的泻法应验治疗中，放松感并不突出。

（4）精准辨证分析：从应验治疗的结果来看，目前患者的辨证是①厥阴肝－心包阴虚，相火旺；②肾阴虚。

精准治疗： 治宜泻厥阴相火；滋肾阴清虚热。遂予医嘱穴位点揉自我治疗，每日睡前顺时针揉泻右曲泉、右劳宫穴，逆时针补左照海穴，各揉按200次。另给予中药处方：黄连阿胶汤＋滋水清肝饮加减化裁。

黄连 16g	黄芩 10g	阿胶 10g（烊化或浓缩药粉代替）	
生地黄 14g	赤芍 12g	百合 12g	知母 10g
丹参 14g	山茱萸 10g	女贞子 12g	旱莲草 10g

| 泽泻 8g | 茯神 8g | 牡丹皮 8g | 山药 8g |
| 酸枣仁 16g | 夏枯草 18g | 栀子 10g | 乌梅 14g |

治疗结果： 患者点揉穴位后当晚即能安然入睡，其后次日始每日服药，并坚持穴位按摩 1 周，睡眠恢复正常。

小 结

寻真疗法遇到病机矛盾较激烈的急症时，尤其重视高敏化穴位所关联的经脉病机。这一点在本病例中得到了很突出的体现。这个患者在多条阴经上有突出的强压痛敏化，虽然远程诊疗无法直接查看穴位虚空敏化的分级，但是结合病史、各阴经左右压痛敏化分数及在舌象上突出显现的阴血虚象，我们可以很好地应用选经择穴原则中的"不痛"与"不虚"原则来进行应验筛查。得益于有了高敏化评分的指引，我们在诊查经脉脏腑参与病机的比重时，就有了筛检精准定位的依据。即使遇到一些无法即时应验指征的病案，我们也可以通过一些变通的方法巧妙地筛查病机，拨开迷雾看真相。"不痛不针""不虚不针"的原则在本病例的处理中被完美地运用。

三、不验不针

不论是选择应用"不痛不针"还是"不虚不针"的原则，其最终决定都落脚在应验治疗的检验结果。只有经应验治疗证明有效的穴位和治疗方法，才是最终需要施行针灸治疗的穴位和方法，此即"不验不针"的原意所在。在此，我们有必要将应验治疗程序的重点再简单地勾勒一下。

第一，对敏化度最高的相关穴位给予应验性治疗，依一定的方向揉按 30 ～ 50 次，以 10 分制对治疗前后的症状或者效应进行评分，并依此评估该穴位对主证的改善程度。在揉按手法上，阳经压痛敏化点多数以顺时针为先，阴经敏化点则以逆时针为先，而对于虚空敏化点，多数采用逆时针补法。然而，如遇实证病机关联（如热、瘀、痰湿等），则采用顺时针。逐个记录各敏化点治疗后的症状或效应评分情况，最后汇总比较各经络穴位的疗效。

第二，逐个完成每一个敏化经络穴的应验性治疗，对于揉按后症状改善不明显的穴位可以大胆弃用，直到找到能大幅改善症状的相关经络与穴位。建议一般选取改善度最大的前 3 ～ 5 个经络穴位（或者保证症状改善程度能达到八成以上的经络穴位）作为正式治疗目标。

病　案

应验治疗：免疫性角膜炎案

患者：中年女性，58 岁。

初诊日期：2022 年 8 月。

主诉：右眼角膜烧灼痛，充血反复 2 周余，加重 3 天。

问诊：患者人在国内，2 周前无明显诱因，一早起床即感到右眼不适，发现充血，并且发干发涩，逐渐加重，最后发展成 24 小时不间断的烧灼样疼痛。在当地西医院检查后，诊断为免疫性角膜炎。给予了人表皮生长因子滴眼液、聚乙烯醇滴眼液、氟美童（氟米龙）滴眼液，外用十多日来，症状没有好转。也用过中成药如知柏地黄丸、蓝芩口服液、鱼腥草滴眼液等进行治疗，但用后出现胃痛、腹泻、口淡、脚酸软困的症状，心中懊恼、烦躁不宁，遂停药，不敢再继续服药。近 3 日来，每晚会在凌晨 1 点左右醒来，伴有身上烘热感。因深夜眼部灼痛难受，紧急通过网络找我远程求助。

舌诊：舌胖淡暗，边齿痕，舌苔左右不均匀，薄白腻微带黄。

脉诊：网上咨询，无法完成脉诊。

寻真查经评分：患者突然起病，符合"风邪伤人于无形"的特点。故而在寻真经络的检查上，需要特别考虑外感阳经病的因素。另外，鉴于阴经中"肝开窍于目"的理论,以及患者最近每晚1点左右醒来的症状,提示可能存在肝经病机的参与,这一点也要给予重视。与眼部直接关联的经络包括:

(1)阳经:所有的手足三阳经都散布在眼周,故都需要查经。

(2)阴经:肝经是主要的关联经络,另外其他阴经都通过经别与它们的对应阳经相连通,但在这种急性发病的病症中,它们很少作为直接发病关联病机出现,故而可以暂时不直接查经,但可作为应验治疗中的"对经平之"步骤备选。尤其要注意的一点是,该患者症状中病发于右眼,而且发病服药史显示,在服用一些寒凉性质的中成药后表现出腹泻、胃痛、口淡等症状,结合舌诊所显示的脾虚湿滞体征,可以判断该患者可能具有脾气虚、湿气盛的体质特征。因此,气虚和湿这两个因素的筛查,需要反映在应验治疗的步骤中。

(3)二级病机特定穴:多数在慢性久病的二级病机出现,在急性发病病症中成为主导因素的概率不高。就当前患者而言,暂时没有痰湿瘀的典型临床症状支持,例如眼中分泌物增多、多泪、肿胀、舌象瘀斑等,是否需要诊查呢?考虑到患者眼部充血、结膜发炎一般都带有水肿的病理变化,我们可以合理推测可能合并有水湿、血热甚至瘀血的深在病机。然而,鉴于患者目前处于急性期,其他十二经脉的矛盾可能更突出,故在初始阶段不需要给予特别诊查。

综上所述,先予查看手足三阳经及肝经,然后再根据应验治疗的反应,及时补充查看其他阴经和二级病机特定穴。查经结果如下:

阳经:大肠经曲池 R 9.5/10,胆经足临泣 R 9/10,膀胱经昆仑 R 5/10,胃经陷谷 R 5/10。

阴经:肝经太冲 L 4/10,曲泉 L 6/10。

从这个结果来看,该患者的右侧眼部烧灼痛可能与风热邪气入侵大肠经和胆经相关。

肝经敏化度不高,直接参与病机的可能性不高,但如果涉及肝气血不足而导致敏化低,也不是没有可能。受远程咨询限制,患者对穴位虚空度的判断精准度有限，我们无法精准判断当下肝经是否存在虚空，以及在气在血等，所以寄希望于通过接下来的应验治疗给予筛查。下一步应验治疗将依据阳经－阴经的配对顺序进行，其中对于阳经阴经中可能的血虚、气虚，夹湿状态要考虑补左合（补血补阴）、补右原（补气）、补右合（补气化湿）等的变通处理。

应验治疗：

（1）锁定主症：患者当时的眼部角膜烧灼样疼痛持续存在，主症明确且突出，所以锁定主症不存在困难，应诊时主症眼痛的初始评分为 6/10。

（2）拟定应验治疗路线图：因为是远程咨询，对经脉的补泻应验不宜弄得太复杂，以免让患者感到无所适从，故选择先从最常见、最简单的步骤入手。首先，针对右侧高敏的胆经和大肠经穴位做泻法处理，然后分别调整它们的对经，即"对经平之"，检验改善程度。若无效，再对阳经、阴经的合穴和原穴进行应验治疗。由于患者为右侧发病，气虚病机可能性较大，故尤其需要关注补右侧的原穴，同时补右侧合穴，以筛查气虚合并湿的病机。若上述步骤均无效，再扩展到左侧合穴及其他次级的敏化经络。

（3）应验查经与评估（初始眼痛 6/10）：

顺时针揉泻右侧足临泣穴后，眼部疼痛降低到 5/10。

顺时针揉泻右侧曲池穴后，疼痛进一步降至 4/10（当时按揉有好转，但持续不久即再发，提示气虚）。

逆时针揉补右曲泉穴，眼部疼痛继续降至 2/10。

逆时针揉补右尺泽穴，疼痛消失。

至此，因为主症已经消除，原计划中补阳经等后续步骤可以跳过，完美收功。

（4）精准辨证分析：从应验治疗的结果可以得出结论，目前患者的辨证是风热入侵少阳阳明经；伴有肝肺的气虚夹湿。

（5）精准治疗：予医嘱穴位点揉自我治疗，每日逆时针揉补右曲泉、右尺泽穴，顺时针揉泻右曲池、右足临泣穴，各 150～200 次，早晚各 1 次。

治疗结果：患者次日午后即通过微信留言报喜，经揉按治疗后，眼部烧灼样疼痛大有好转。坚持自我揉按治疗 3 日后回访，眼部炎症与疼痛已基本消散。

小 结

　　本病例的西医诊断听起来挺吓人，不仅涉及"角膜炎"这一眼病，还加上了"免疫性"的标签，而且西药、中药治了一圈都没见效。对于普通医生，别说是远程会诊，就算是面对面接诊，估计也没有多大把握能拿下来。而寻真疗法在处理这类病症时，无论是远程还是面诊，治疗的底气都很足。这是因为应验治疗的即时效应为我们建立了疗效的有力支持。而一个高效、规范、步步为营的应验诊查线路图的确立，就是其中的决胜关键。①根据病史、病症特点、舌脉及经络查经评分情况初步判断证型，并拟出应验治疗的步骤策略。②对主症病机中阳经病、阴经病各自参与的病机方向，做到心中有数，先泻后补，有条不紊，步步为营。③根据诊时具体情况，对每个应验步骤次序做出灵活的调整，每个有效穴位的治疗效应都会在前一个有效穴位的基础上叠加，而任何无效的穴位治疗不会对此施加任何累积效应的影响。所以，在实际应用场景中，对于穴位的灵活组合和前后顺序，我们不必固步自封，设定过于严格的要求。但对初学者来说，还是建议在应验顺序上能遵循一定的辨证规律。④最重要的一点是，只选择有应验疗效的穴位给予治疗。对于那些没有疗效的穴位，绝不必去碰，永远不扎无效的针！

　　经过对敏化点的应验治疗，我们往往能够即时评估症情，取得令人满意的检验结果，从而准确定位并定性该病症的病机，进而制订精准的治疗方案。但是还有一部分虚实夹杂的病例，仅仅针对表面的压痛敏化或虚空敏化点进行治疗，往往难以达到最理想的治疗效果。这时候就需要引入下面的第四点策略，来帮助我们取得突破。

四、敏化不应，对经平之

首先，让我们回顾一个远程救助病例，涉及一名疑似食物中毒并出现剧烈腹泻的患者。经查经，我们发现大肠经的手三里穴敏化突出，遂建议患者自行顺时针揉泻手三里 50 次。他在揉按后反映，腹中绞痛、肛门下坠感缓解了六成，然后我们在大肠经的"对经"肺经的鱼际穴上也发现了一个敏化点，就再建议患者逆时针揉补该穴 50 次，这一补充治疗后，患者的肠道不适与绞痛等症状当即完全消失了。这个案例中泻手三里针对的是与"食物中毒"直接关联的大肠经的高敏化穴位，通过"泻阳经"来达到治病及本的目的，但是泻完大肠经后，症状仍未能完全解决，寻真疗法提供了补充治疗方案——"对经平之"。与大肠经表里对应的是肺经，故而我们敏化压痛点鱼际穴以补法，一下子就把剩余症状一扫而空。"敏化不应，对经平之"就是这样一个化腐朽为神奇的寻真妙招。

这条选经原则是针对病情复杂、阴阳经之间虚实夹杂的情况提出的，尤其是当阳经实证与气血不足同时存在时，若对敏化点的治疗达不到预期目标，它提供了一种补充应对方法。这一点的发现是基于我们对中医理论中卫营气互生互补、阴阳经之间气血相通的理解。在阳经中，占主导位置的卫气常因邪气入侵而产生相关阻滞，在卫气充足的情况下，单纯通过泻法激活该阳经的卫气可驱除邪气，恢复其在经脉中的畅通运行，从而迅速解除相关症状。然而，当卫气能量不足并呈慢性化以后，营气也相应地被消耗，此时单靠调动本经的气血来驱除邪气的阻滞就达不到理想的效果了。这时候，通过激活对经的营气来辅助补充阳经里的营卫气力量，可以有效帮助疏通该阳经并祛邪。我的临床观察也最终印证了这一点，当某一阳经的治疗效果不理想时，通过刺激其相对应的阴经，能显著提升临床疗效。这个发现也进一步充实了寻真疗法理论中关于阳经卫气与阴经营气各有主病，既有分别又相互补充、相互联通的内容。细分之后，"敏化不应，对经平之"的原则适用于以下两种常见情况。

（1）应验不应（敏化点疗效差）：当相关经络（多数是阳经）有敏化点，但对此敏化点进行应验治疗后，症状缓解不明显或改善程度不理想时，可选取相对应的表里经进行平衡治疗。具体做法一般是泻阳经，同时补充该阳经的表里对经敏化压痛点或虚空点。例如，本节开篇所举的食物中毒病例即是如此。另如，我接诊过一个更年期飞蚊症的女性患者，在处理有明显敏化的胆经足临泣穴后，飞蚊症仅改善了 40%；此时我们找到了对经肝经的虚空敏化点曲泉穴，给予逆时针揉补后，飞蚊症的改善即提高至 80%。在最终的正式治疗中，我们则是依据当时应验治疗补肝经合穴提示的思路，给予补肝经阴血的基础上疏通少阳经的处方，即八珍汤＋杞菊地黄汤＋小柴胡汤，最终取得了非常满意的疗效。

（2）查经不应（敏化点压痛缺失）：当相关发病部位所涉及的经络（多数也是阳经）上找不到高敏化压痛点时，可以对相应的表里经（一般是阴经）采用补法治疗，也多数能提高即时疗效。这种情况尤其多见于全身气血明显虚弱的患者。因为全身气血不足，阳经里不但卫气不足，营气也虚弱，邪气入侵仿佛一马平川，很少受到阻挡，因此尽管症状突出，但经络阻滞和穴位敏化压痛的现象却不突出。这时候勉强找一个穴位去泻往往是没有任何疗效的，甚至还可能加重病情。更有效的思路，除了前面"不虚不针"这一条提到的补该阳经的左合穴、右原穴的思路外，就是去补其对应的阴经。你会很惊奇地发现，在补充阴经的气血后，不但症状得到了缓解，原来阳经上不显化的敏化压痛点也会突然浮现出来。我经常在临床上遇到这样的情况。例如，曾有一位患者以前额闷痛、隐痛反复发作多年来诊。查经发现，前额涉及的各个阳经都没有明显的敏化压痛，而且患者体瘦，各个经络摸上去都是虚虚空空的状态，一派虚弱之象。我首先在前额痛最可能涉及的胃经和膀胱经的对经——脾经和肾经上寻找突破口，先给予揉补脾经的虚空点太白穴 50 次，患者的头痛即刻减轻了 60%，再给予揉补肾经的照海穴 50 次，患者的头痛就几乎完全消失了。所以，在最终正式治疗时，我们遵循选穴原则的"不验不针"以及"敏化不应，对经平之"这两条准则，给予补太白、补照海两个穴位治疗。患者第二次来诊时，头痛的程度大大减轻，而且我们还发现，初诊时没有敏化的阳经——胃经、膀胱经等，均呈现出不同程度的敏化。这表明患者的整体的虚弱状态都得到了很大的改善。

阳经"敏化不应"时，通过补法治疗对应阴经取得疗效的病例，临床上经常遇到，尤其是那些采用常规治疗方法很难取效的病例。遇到这种"敏化不应"的情况时，多数是提示患者存在突出的气血阴阳脏腑的虚损状态。我们在正式治疗前，就可以通过应验治疗做出预判，这样做既有利于我们对患者疗效的即时性与长效性的预期获得正确客观的认识，同时也能提醒我们对这类体质虚弱的患者，可能需要增加中药、艾灸等补法支持。有了这些客观有据的预判，我们就有了更大的底气，帮助患者树立信念，坚持并配合长久治疗。

至此，关于寻真应验治疗与选经择穴的重要原则等，都已经完整地给大家做了介绍。下面，我们再通过一个直播课现场的远程会诊案例，为本章内容作最后的总结。

病　案

应验治疗：右侧面瘫案（直播示教）

患者：女，45 岁。

初诊日期：2023 年 7 月。

主诉：右侧面瘫 20 余日。

问诊：患者 6 月 27 日起出现头痛，右侧面颊痛，28 日吹风扇后面部出现歪斜。在当地医院接受针灸结合中药的治疗，为期两周，未见明显好转。现症见面部右侧眼睑闭合困难，右侧鼻唇沟变浅，面部发紧无力伴有胀痛。以太阳穴、下关、颊车处压痛最为明显，补法按揉能缓解。

叶老师发问：如果是你接诊，你会补充哪些问诊内容？她的舌象又提示了哪些信息呢？

根据老师和学员们的提问，补充信息如下：

（1）发病前右侧外耳道曾经长疱疹，又痒又胀痛。

（2）患者在当地医院接受过针刺治疗，以面部局部取穴和阳明经穴位为主，也接受过董氏奇穴的针刺治疗；患者感觉首次针刺健侧略有效，后续针患侧均无明显改善。

（3）有明显畏风、畏寒症状，吹风后影响睡眠质量。

（4）口服牵正散、黄芪、人参，服药后出现口渴现象，喜喝温水。

（5）大便正常，但担心便秘，故每日服用两次益生菌，至今已服用 21 天。

（6）月经基本正常。

（7）发病前因执业医师考试未通过而情绪低落。

（8）喝牛奶、冷饮后会腹泻。

（9）针二间穴后出汗较多，且感到乏力。

（10）因工作关系，9 年来均 1～2 点才入睡。

叶老师总结： 局部症状，需重点关注以下几点。

（1）右侧上眼睑闭合状态不够，需要考虑胃经、三焦经、膀胱经、胆经等。

（2）面部以紧胀感为主，可能存在水肿，需要考虑二级病机，如水饮、痰、血瘀等问题。

（3）针对右侧发病的特点，需要关注气虚、气郁或气虚导致的湿、瘀、痰等潜在病机，故而在应验筛查时，除了泻高敏压痛点外，要对涉病经脉补右侧原穴和合穴，并给予阴陵泉、丰隆、血海穴左泻右补。

其他补充：

（1）患者经过大肠经、胃经及局部穴位处理后，效果不佳，这可能是由于普通中医师对各穴位的补泻操作不准确、不到位，但更主要的问题可能是其他经络问题没有得到解决。

（2）患者怕风，同时右侧发病，这提示我们，患者存在风寒表虚，气虚的病机不可忽视。

（3）用补法按揉局部穴位时患者感到舒服，说明存在营气不足，进一步凸显了虚的病机。

（4）其他生活作息和情绪史提示：常年晚睡一般会导致阴虚有热，近段时间因考试结果不好心情郁闷、压力大会导致肝郁或有化热。这些阴虚、热的情况或会增加应验的复杂度，在遵循总体"右侧发病重点调气－阳"的病机原则下，如遇到某经左侧穴位虚空较重的情况，也需要增加补该经左侧合穴的应验步骤。

舌诊（如下寻真舌诊具体内容仅供初学者参考）：初学或尚未学过寻真疗法的同学们在分析舌诊时常常缺少结构性和系统性，没有固定的顺序，这样的分析方式往往较为片面，难以反映全部问题。建议大家尽量按照课程中要求的舌诊分析框架，从舌体、舌苔、舌下三个部分入手来进行分析。

舌形：窄瘦舌＋瓦片舌＋草莓舌——阴血不足、阴虚。

舌色：淡偏暗——少阳舌，紫暗色的带——肝郁。

分区：膈线凸起——少阳舌，肝区凹陷＋胆区隆起——肝血不足＋气滞，肾区凹陷＋厚白苔——肾阴虚＋寒湿，肺区、心区、心包区均存在凹陷。舌尖部红，提示存在头部、面部问题。

舌苔：满布白苔——太阳舌。

舌下：舌下色红暗，红提示阴虚热，暗提示存在瘀滞；舌下络右侧细提示气不足，左侧粗提示气滞血瘀；舌下细络红偏紫暗提示阴虚热入血。

综合提示：肝肾阴虚火旺，虚火上炎，伴见脾虚气弱、肝郁，且寒湿堵于三阳经微化热。

寻真查经评分：完成基本信息的分析后，下一步就到了寻真疗法的重头戏——选经查经与应验治疗。高效的诊疗离不开对疾病的认识，所以"明病性"非常重要。结合患者的病史和体质因素，我们对该症的查经认识概括如下。

（1）阳经：鉴于面瘫多与外邪入侵相关，阳经要优先考虑和诊查，最好是三阳经全查；与面部肌肉关联的阳明经和少阳经是重中之重。

（2）阴经：鉴于患者存在肝肾阴虚、脾虚气弱的情况，肝肾脾经应重点查。

（3）二级病机：痰、湿、瘀等也对面瘫的恢复有影响，所以也是我们要诊查的目标。

应验治疗：以下是整个应验治疗诊查过程。

（1）锁定主症：面部紧绷肿胀感以及右眼闭合度（由于这两项症状难以进行精确的数字量化，故面部以患者自觉的改善度，右眼以直播镜头中截图的前后对比为依据来进行评估）。

（2）拟定应验治疗路线图：因为是网上直播，为了把握节奏效率并保证应验治疗程序演示的连贯性，我们把查经评分和应验糅合在一起同步进行，即每一条经评分后即刻应验筛查疗效，以阳经＋对经配对逐经推进。

（3）应验治疗与评估

1）膀胱、肾经组：①患者右京骨穴（原穴）压痛10分，顺时针揉泻40次后，面部变化感觉不明显；逆时针揉补40次后，左侧头部筋动。眼睑闭合看起来稍有改变，但不明显。②补右侧委中穴后，变化不大（此操作旨在筛查膀胱经是否存在气虚湿阻的病机）。③对经平之，补右侧太溪，患者自觉眼皮力量增强（此操作旨在补肾经的气，对经平之助膀胱经气）。④补右侧阴谷穴，但患者症状变化不大（此操作旨在筛查肾经气阳虚导致寒湿的病机）。

膀胱－肾经组结论：患者的症状与肾气虚有关联，但膀胱经病机参与度似乎不高。

2）胆经、肝经组：①患者足临泣压痛为10分，顺时针泻揉40次后，患者自觉眼睛变亮。②逆时针补右侧丘墟，患者感觉闭眼有力，而且面部压痛点疼痛明显减轻（补胆经气虚）。③对经平之，补右太冲，患者眼皮更加有力，压痛点痛感进一步减轻，面部肿胀减轻（肝经对经平之，补肝经气助胆经气）。④补左侧太冲，变化不明显（用于筛查肝经血虚气郁的病机）。⑤补左曲泉，咬肌有所放松（用于筛查肝血虚的病机）。

胆－肝经组结论：患者的肝胆经气虚并肝血虚深度参与了病机。

3）胃经、脾经组：①补右冲阳，患者闭眼感觉明显改善（因为有了前面胆经气虚的提示，这次直接补胃经气）。②对经平之，补右太白，患者变化不明显（脾经对经平之）。③泻左阴陵泉，变化不明显（用于筛查寒湿饮邪病机）。④补右侧阴陵泉，变化不明显（用于筛查气虚导致寒湿饮邪的病机）。

胃－脾经组结论：与胃经气虚风寒入侵有关，脾虚及湿的病机参与度不高。

4）大肠经、肺经组：①补右侧合谷后，右侧面部有胀痛，症状变化不明显。②对经平之，补右侧太渊，症状变化不明显。

大肠－肺经组结论：病机参与度不高。

5）二级病机：血海。补右侧血海，面部整体有放松（用于筛查气虚血瘀的病机）。

二级病机结论：与气虚血瘀有关联。

6）余经络关联度和应验反应均不显，故略。

（4）精准辨证分析：①肝经血虚，气虚，肾经气虚。②少阳经气虚合并胃经、膀胱经气虚，风寒入侵。③气虚血瘀阻络。

（5）精准治疗：补左侧曲泉，补右侧血海，补右侧太溪，补右侧冲阳，补右侧丘墟。直播会诊结束后，镜头前的患者闭眼和面部活动肉眼可见明显改善。同学们亲眼见证了这一神奇的疗效演示，高呼神奇。

后续治疗建议：上述穴位坚持早晚各揉150下，3天后根据效果再调整穴位。同时，鉴于患者体质营气虚，不建议一次性选择太多穴位进行治疗，原则上不要超过5个穴位。

—————————————— 小 结 ——————————————

本案例患者本身也是寻真疗法的初级学员，在直播前已经自行摸索着给自己治疗多时却不得要领，因此紧急求助，从而促成了这次直播会诊观摩课。

此案例的成功得益于以下 4 点。

（1）深刻明病性：对右侧发病及脾虚气弱的基础体质有精准预判与把握。

（2）精准定病位：对面部受损肌肉所关联的相关经脉循行心中有数，从而能保证直接上手查经并应验。

（3）清晰识病机：对各个经脉状态及各关键穴位穴性有清楚认识，并灵活转化成不同的左右补泻等应验步骤，进而能够成功解读它们各自代表的诊断意义。

（4）严格走程序：遵循应验治疗的清晰步骤，做到阳经－阴经补泻配合，进退有度，选穴原则灵活运用。这一切交织在一起，最终促成了一段神奇的治疗佳话。

第六章

寻真疗法的拓展

本书对于寻真疗法的讲解，在介绍完应验筛查并达成辨证诊断的结论时，似乎也该到某个结尾段落了。但我却想在这里给大家留一些意犹未尽的念想。

说实话，寻真疗法包含的内容远比本书中讲到的丰富得多。寻真疗法对于临床诊断辨证的贡献，还仅仅是它神奇效力的一小部分。寻真疗法的独特之处还表现在它的包容性和灵活性，以及它对传统经典理论实践的深入发挥上。我在这里简要介绍几点本书还来不及介绍的寻真特色，期待在本书之后还能续章，把寻真疗法其他真正的精髓完整地呈现给大家。

第一节　寻真舌诊：三维病机的直观指标

寻真舌诊是我的寻真疗法体系里相对成熟较晚的一部分内容，但却在远程医疗需求迫切的疫情期间和后疫情时代，借由智能手机自拍舌象的普及性而得以快速成长，并越来越凸显出它的实用性和重要性。可以说，寻真舌诊是寻真诊断系统的延伸。

舌诊运用得好，还能帮助我们克服一些经络诊查注意不到的盲区。例如，我们在遇到全身气血状态不佳、经络敏化不突出的患者时，舌诊反映出的脏腑状态能进一步为我们提供诊断与治疗的方向。另外，对于某些急症患者，由于身体原因无法完整细致地查经的情况下，我们通过舌诊反映出的某些突出舌征来"取独"，还能迅速定位当下的突出矛盾，为我们提供紧急应对的策略。

例如，我们曾经接诊过一例 3 岁孩子，每晚半夜发热，1 周未解，饮食不进，大便秘结，用了很多方法都退不下烧。结果正是通过孩子的舌象中绛红的舌色，配合参考发热时段的特点，我们预判出这个孩子的发热病位在厥阴。

于是，在心包经查到曲泽穴的强高敏，故让家长当晚顺时针揉泻右侧曲泽穴。孩子的烧当晚就退下去了，第二天解了大便，饮食也正常了，诸症没过一天就恢复了正常。

一、舌象的变化是经络－脏腑状态最直接的表现

舌象的直接表现是经络－脏腑状态外延呈现出来的应象。当代中医界不少医生按照现代生物全息理论去观察舌象，能够得出许多以西医解剖为基础的诊断信息。但是，按照全息舌诊的思路去观察和诊断，对于寻真疗法以六经和脏腑气血阴阳辨证这些传统中医核心理论为基础的诊断治疗体系帮助不大。

所以，我要指出，寻真疗法的舌诊内容，是为完善寻真辨证诊断的需要服务的。故而，寻真舌诊并非现代全息舌诊的翻版，而是根据临床观察总结出的舌诊内容。它既有沿袭传统舌诊虚实辨证，也不排斥当代舌诊全息理论脏腑分布，但更注重以经络诊断为导向，结合脏腑的定位定性为核心的独创诊断思维。

二、寻真舌诊是三维病机的直观体现

寻真舌诊真正的观察焦点，并不放在舌象全息对应的脏腑解读上，而是遵循寻真三维病机的诊疗框架，去读取阳经病、阴经病、二级病机各自对应的舌征信息，从而能更高效、直接地指导寻真的临床辨证应用。

其中，舌体、舌质的颜色、质地和形态，直接反映身体气血阴阳物质结构状态的内容。气血阴阳与阴经营气的状态是直接关联的，所以舌体、

舌质即直接反映阴经病的信息窗口。

阳经病是外邪入侵后，在阳经系统中引发阳经功能异常的病理状态，它对深在的气血阴阳物质的影响有限，更多的是对位于体表的津液之运行、分布、代谢方面的干扰。相对应的就是它引发的舌苔颜色、润度、分布密度与均匀度的改变，舌苔自然就成为阳经病的病理状态的天然观察场。

另外，舌苔腻厚、水滑等水液代谢的进一步改变，即成为二级病机中痰－湿－饮的观察指标，而舌面的瘀斑瘀点、舌下络的血络迂曲紫暗等能直接反映血液循环的病变特征，成为瘀血的观察指标。

当我们把这些信息一一对应地解读出来，就是以三维病机为基础框架的寻真舌诊的全部内容。

三、舌象可因经络气血的变化而变化，改变的发生是瞬间达成的

舌象是身体内在脏腑虚实所决定的基础体质的反映，通常呈现出相对稳定的状态。舌体与舌苔均有受到气血津液的滋润和荣养，因而也能够适时地反映气血津液当下的变化情况。

在寻真疗法应验治疗对机体气血深层次的刺激下，尤其是对于身体当下最突出矛盾状态的拨动，会引发全身经络气血的大变动，从而在舌象上也会出现明显的变化。这在寻真的治疗中常常会让我们惊叹身体如此快速的反应能力。

例如，对舌体胖大伴明显齿痕的舌象，辨证属于脾虚湿阻，我们给予补太白、泻阴陵泉穴的应验治疗 50 次后再观察，即会发现舌体的厚胖和齿痕，甚至包括苔腻的舌象表现都可能会迅速改善。舌象上的迅速改变，也可以作为应验治疗帮助明确诊断的一部分。反之，如果舌象的改变不明显，则提示该辨证诊断可能并不准确，需要我们再精细化深入发现更接近的病机。

在寻真舌诊中，特定的舌征，即有特定的经脉和穴位与之相对应，在这样一对一的相互参照中，整个诊疗过程中完成精准的应验、辨证、诊断、治疗，就是自然的水到渠成。

第二节　寻真脉诊：卫气病和营气病的晴雨表

寻真脉诊是从经络诊断的角度来研究脉象所提供的信息，找出其中的关联性，从而为寻真疗法诊断、查经、辨证提供指导依据的脉诊方法。

寻真脉诊脱胎于传统脉诊，秉承传统脉诊中浮、中、沉取脉位，因应卫气、营气在脉管中的实际分布，提出脉诊的浮取层是观察卫气的区间。因"营形脉中，卫行脉外"，故浮取层取位在动脉管壁外层直到皮肤表面之间的脉动感觉。因卫气状态多数反映的是阳经中的卫气与入侵邪气相争的状态，故浮取层主要体现的就是阳经病状态。而中取层的取位是脉管中间气血最充足有力的那一区间的脉动感觉，反映的恰恰是"行于脉中"的营气的状态。因而与营气关系最密切的阴经五脏的气血阴阳虚实状态，即是中取脉所反映的阴经病信息。中取层的脏腑分区诊断等思想与传统脉诊是一致的，不过我还根据个人临床观察加入了一些特殊的诊断区，如三焦、心包经脉诊区。这些都有待今后进一步完善补充。

最后，在脉管处于体内深处的后壁以及其后的区域，因为并非卫气、营气所活跃的生理区域，不应该存在明显的脉动。一旦出现有明显的脉动，通常反映的都是病理现象，主要指一些深藏郁闭于体内的病理垃圾，如寒湿、痰瘀等。

经络脉诊脱胎于传统脉诊，在与传统脉诊的取脉读脉方法上没有本质区别。但是基于寻真疗法三维病机的观察视角，我们对脉象的不同层次、不同部位、不同脉形的理解加入了阳经病、阴经病、二级病机的相应解读，从而形成了富有寻真特色、以查经辨证为导向的脉象解读方法。它有三个突出特色。

一、经络脉诊的生物全息与经络系统的三维特点

人体脉象的表现与人体三维立体结构反映出的全息信息一致，这和现代脉诊和舌诊以全息理论为核心的观念共通。但是基于经络系统气的理念去观察脉象，我们看到的既不是解剖结构的"皮－肉－脉－筋－骨"，也不是现代脉诊常常强调的立体位置上各个脏器的分布，而是依据古中医理论查看在表之阳经、在里之阴脏和深层郁闭阻塞之病理产物的相关诊断信息。

从物理结构上看，三阳经处于人体最浅层，是阳气（尤其是卫气）最充盈活跃的一层，反映到脉象上就是脉诊在浮取那一层所捕捉到的脉管搏动最浅层之"行于脉外"的卫气所直接关联的三阳经状态信息。

当脉诊再深入，即接近脉搏血流的中心，作为中取层，捕捉到的是"营行脉中"代表的五脏三阴经主控之营气所折射的生理病理信息，当然其中也混杂着同属于脏腑营气病实证状态的二级病机所反映的不同脉形。

当脉诊压按到脉搏的最深层，即脉管抵达贴近桡骨骨面的深度时，即认作沉取层，这一层的阴经营气信息渐趋微弱，正常生理下脉感一般不明显，但在较严重的病理状态下，尤其遇到深在郁闭于里的二级病理时，沉取脉即会显露，其中寒、湿、痰、瘀、郁等病理产物的特殊脉形均是常见的凸显特征脉，这些特征脉象，往往可以成为我们凭脉诊断辨证"抓独"的依据。

所以寻真脉诊特别强调此三维病机折射到脉诊中的浮、中、沉取三个层次。我们可以在这由表及里的三维中分别探查阳经、阴经、二级病机的不同病理信息。

二、经络脉诊对特殊脉形分层解读，诊断简而精，易上手

在读取脉诊的脉象时，寻真脉诊对于浮取、中取和沉取脉位获得的脉形，会有不同的解读。

例如，同样是滑脉、弦脉和濡软脉等，在浮取时，它们的诊断意义会指向阳明、少阳等阳经状态，而一般不会和寸关尺的各五脏分部有直接关联性。

但是在中取层获得同样的脉形时，它们与寸关尺的五脏分部的关联性才会被重视起来，同时它们所代表的病理含义也有不一样的解读，成为诊断痰、气郁、湿等的特征脉象。

进一步深入到沉取位时获得的这些脉形，则更多是被诊断为定位在上中下三焦郁积的病理产物，如寒、湿、气郁等。

因为寻真脉诊是为精细定位病变经络服务的，我们在解读特殊脉形时，着眼于问题经络的特殊脉象信息，所以抓住的是突出脉位与脉形上的诊断意义，力求做到简而精。

对于初学脉诊的学员来说，这个方法"分层、分部、定性"环环相扣，循序渐进，没有传统 28 脉的繁复，不但简单易于上手，而且定位定性的辨证诊断指导作用反而大大提高了。

三、寻真脉诊不忘左右阴阳，堪称大道至简

寻真脉诊是寻真辨证思维的全方位延伸。寻真辨证强调的左右分阴阳，在寻真脉诊中也得到了忠实贯彻。

例如，在浮取层，若脉势或脉形左侧大于右侧，则提示整体阳经卫气的病理以阴寒湿性为主；如果两侧脉势脉形接近，则提示寒化热；或者左侧偏弦，右侧偏滑，则提示少阳偏寒，阳明化热。这些精细辨证的内容，我们希望在今后新开的章节中再深入讨论。

总而言之，在整个寻真的诊断系统中，寻真的辨证、诊断、三维病机等核心内容都是一以贯之的。掌握了这些最核心的寻真观念，在诊断、认识及治疗疾病的各个环节都不会掉队。

第三节　寻真神气形三调治疗：立竿见影疗效的秘诀

中医传统理论重视精气神之间的关系，进一步延伸为神－气－形三者之间的交互影响与作用。然而，具体到治疗上，如何体现这三者之间的关系以及如何实际运用，数千年来尚较少有完整的理论和操作指导系统。寻真疗法对神－气－形的生理病理关系有了新的认识，并将这些认识运用到具体治疗中，总结出了独特的内容。

首先，我们认识到神、气、形三个不同层次的疾病状态，是人体更高维度的疾病观察角度。在这个维度上，心理、精神、情绪状态的改变可以通过对机体经脉"气"的运行产生影响，进而累积发展演变成身体"形"上面的病变。同理，身体"形"上的改变，也会通过对发病部位的经脉"气"运行的影响，从而引发全身脏腑功能的变化，进而导致人体心理情绪精神状态的异常。人体的疾病状态不是仅仅局限在单纯的各自独立的形、神、气方面的病变，而是三者相互之间密切且随时联动的过程。在一个高明的治疗师眼里，一切病症的呈现不能仅仅看到机体形体上的某一表现，而应是更全面视角下包括神－气－形三方面的立体构象。所以，在治疗上，既不能独立分割地头痛医头、脚痛治脚，也不能简单粗暴地以偏概全只看到神－气－形其中病症的某一面，更不能胡子眉毛一把抓，没有主次地乱枪打鸟。要真正做到有主有次，有理有节。

如何能做到这一点呢？这就要求我们认识到，经脉气机的运行是联通神、气、形三个层次生理病理的关键环节。所以，观察、认识并精准有效地调整经脉气的平衡，从而有效地调动"神"与"形"之间的联动与疗愈，是治疗中最核心的一环。

寻真疗法对经脉查经应验的诊疗模式，提供了寻真对机体气机运行病理状态的观察抓手。它落实到从三维病机的阳经病、阴经病、二级病机三个角度，来精准定位气机失衡的经脉，并用分经分层补泻的治疗策略来达到精准治疗相应病气的目的。

但寻真的调"气"还不仅止于对经脉气的调整，它还通过揣穴揉按、应验治疗，以及针刺过程中的探气—守气—导气的一整套程序，帮助调动患者的"神气合一"，并进而引导"气至病所"，令"形"的疗愈反应在瞬间出现。

另外，神气形的相互影响以气动为核心的观念，还落实到寻真疗法治疗过程的调神、调气、调形各步，无时无刻不忘聚焦在对"气"的观察上。调神针定位下针后，会对针刺区域外围以及主症发病部位的气脉进行探气调气；调形针定位下针后，也会根据针后发病部位得气的状态给予补泻守气等手法刺激，以强化针刺的疗效。只有在神 – 气 – 形全方位调动的治疗策略指导下，病症的治疗才能取得最大化的效应。

第四节　寻真诊疗辨证：门户之见不再是中医治疗的屏障

寻真疗法是一个包容性极佳的诊疗系统。在这个系统中，多数传统中医门派和学术世家的传承经验都能找到各自的切入点。过去被人诟病的中医各家自说自话、无法融合的"槽点"，在寻真体系看来，即便看似相互矛盾，却都是各位独立的中医人从各自视角下的观察结论。一旦放到寻真疗法理论的大框架下，尤其是在三维病机的大视野下来观察，就都有了相互联接贯通的气脉，中医理论系统也因此得以活化。

为什么这么说呢？因为从宇宙阴阳动态变化观的角度来看，疾病是动态的，人是动态的，时间也是动态的。即便是每个个体与个体之间、每个年代、季节与气候之间，甚至同一个个体在疾病发展的每个阶段之间，随时都处在一种变化的状态中。两千多年前《伤寒论》时代，以寒湿邪气主导的气候催生了六经辨证体系；而一千多年后的明清时期，风热邪气主导的气候促成了温病学派的诞生。如果我们没有在特定历史、时间、气候特点的视角下理解这些学术流派的出发点，仅仅选择适用于某一个视角的方法来观察与认识疾病，就一定会陷入主观片面的泥沼中。事实上，在这些各种动态因素的加权下，想要找到一个放之四海而皆准，既能够囊括所有这些动态因素，又不会陷入主观论断的诊断辨证方法，一定是要在这些动态因素的背后找一个不变的指标作为观察的常数。而我在多年的实践和观察后，终于发现人体的十二经脉就是那个不变的常数。因为不管人体病情如何进展，季节气候如何多变，十二经脉本身的结构和基本生理功能是不会变化的，它会以固定的法则来反映这些病理变化，从而为我们提供了一个在纷繁复杂的临床场景中可以观察、判断、治疗疾病的可靠依据。

十二经脉的疾病反映法则，一言以蔽之，就是左右阴阳寒热辨证法则，以及压痛敏化与虚空敏化法则。寒热性不同的发病，在经脉中会有左右的趋向性差异，从而导致经脉敏化的左右差异性。气血阴阳虚损在左右身体两侧的分布趋向差异也是固定的。一旦套入这些反映法则去读取经脉状态，就像拿到了读懂天书的钥匙。

如果再加上寻真的应验治疗这一套快速筛查病机的杀手锏，病症的病机主次、寒热偏向、在表在里都能条分缕析，清清楚楚。我们就再也不会被派别之争左右思路了。

所以，走到这一步以后，你就会明白，寻真体系提供的不单纯是一个辨治疾病的疗法，它更像是一个引领中医人深入认识中医大道的导图。有了它，阴阳寒热虚实不再是一个个干巴巴的概念，而是真实表现在经脉上的具体体征。经方时方具体怎么用、如何加减或者该不该加减，都有在读取经脉信息中能够把握的标尺。中医门派之争的沟壑，在寻真体系面前都有可能变成可以轻松跨越的一马平川。

第五节　寻真体系在海外的发展

中医学作为中华民族传统文化中无法忽略的炫目瑰宝，在东西方文化交融的画卷中展现出浓墨重彩的一笔。而我的寻真疗法，也有幸成为东西和鸣的交响曲中一个响亮的音符。如今，寻真体系在传统中医实践的传承中仍将继续谱写它的传奇篇章。

寻真疗法之所以能在英国孕育成形，有其特殊的时代背景。我个人来到英国后发现，英国是欧洲各国历史上最先对中医开放工作签证，并且容许中国来的中医师们按照行业自我管理的方式自由执业的国家。在这种相对宽松的执业环境中，中医在英国经历了一段"野蛮生长"的时期。这段时间里，虽然良莠不齐的中医事件时有发生，但大量的国内中医人才涌入英伦三岛，也促成了中医在英国生根发芽，并间接推动了中医人才教育等诸多方面的跃进式发展。

由于现实层面英国法律不支持中西医混用，这就意味着作为中医师必须在西医零干扰的条件下，依靠中医疗效建立口碑才能有效生存。这样严峻的生存环境，倒逼着作为独立行医的中医师们临床水平快速提升。我也是在这样的环境中，一步步从初来乍到的手足无措走到如今的胸有成竹。可以说，没有我当年义无反顾地一头扎进英国的中医行业，就没有我后来在行医和教学相互磨合的过程中对寻真疗法的发现和总结。其中，我早年在国内扎实的中医基本功训练为寻真理论框架提供了丰厚沃土，而英国纯中医的环境下自由开放的探索总结，则为寻真诊疗模式的诞生提供了充足养分。

在我开始作为海外专家反向传输寻真疗法的治疗理念回到国内的这几年时间里，我有了更多的机会，对国内国外不同的中医实践模式进行近距离的观察、对比和思考。在这本书的最后，我想说几点个人对中医未来发展以及寻真疗法在其中可以有何贡献的看法。

一、关于中医的传承与创新

在这个新旧交替变革的时代，尤其是经过了新冠疫情洗礼的中西世界，人类对新旧事物的认知得以重新定义。就像我们在救治新冠病毒感染的患者时重新发现，两千多年前的《伤寒论》里论述的疾病发展规律以及施治方案仍然适用于当代的流行传染病一样，新和旧的区别已不能仅仅依靠出现的历史年代作为划分的标准。

寻真疗法的名字虽新，但它作为一个坚守传统经典中医理论的诊疗方法，并不会因为用了很多现代名词而抛弃它最核心的经典中医底色。但寻真疗法又不能简单地被冠以"传统中医"的帽子，因为在寻真的框架下，我们可以在这个体系下兼容现代神经、筋膜与免疫、内分泌等学科的内容，它对当代疾病的认识广度和深度也是过去有些传统中医框架所无法代替的。

我希望寻真疗法探索出来的这条中医实践之路能为中医的现代化发展开辟出一条更有活力、更具包容性、更有效率的路径来。

二、关于诊疗模式的思考

寻真疗法是在欧洲独立私营诊所环境中诞生的一种诊疗模式。它契合欧洲患者注重诊疗一对一私密性的需求，要求医生在固定时段中对单一患者给予高度关注，并尽可能精准高效地完成诊断和治疗。它的最大特点在于精准、高效。

相对于国内医院人满为患、诊所患者高度流动性的条件，寻真体系所倡导的"慢细而精，效准而强"有些"水土不服"。这也是寻真在国内推广目前遇到的最大瓶颈。因为大多数体制内医院的中医师，很少能有寻真体系所要求的平静心态去实践沉着稳定精准的诊疗步骤，从而达到寻真所要求的精准高效的诊疗目的。

但我对解决这些目前面临的问题抱有乐观态度，因为这些问题其实反映的是医疗模式的两个面向。第一个面向是对大样本病例以经验为基础的行医模式，适用于人群流量大的门诊采用相对成功概率较高的治疗方案，重数量、轻质量。即使被迫放弃部分不成功的患者，在大样本高流量的冲刷下，仍然能有一定的命中率与成功率。而寻真体系能有效触及的应该是第二个面向的行医模式，即对诊疗精准高效有较高需求的独立诊所或者以中西医疑难杂症为对象的专家门诊模式。从事这个模式的中医师及患者群对诊疗效果的预期与要求较高，寻真能帮助这些医生更快速地提升诊疗水平与效率。

然后，从事第一种医疗模式的临床医生终有一天会走到专家门诊的那个层级，如果他们在职业的早期阶段就能认识到寻真体系的可贵之处，相信他们的职业提升之路会走得更好更快。随着国内经济发展，人们的收入水平提升，将会有越来越多的人有能力接受第二种医学模式的服务，到那时，寻真疗法可以接触到的人群将会越来越多。我真心希望，寻真疗法能及早地进入大学讲堂，让中医学子们在医学奠基的早期就有机会接触到寻真体系的思想，即使是在他们年轻的心中点燃一个不算明亮的烛光，也可以在未来的行医路上照亮一方希望。

另外，我相信寻真在疫情期间开辟出来的中医远程精准诊疗模式，也将在未来的远程诊疗中占有一席之地。这种患者与医生通过经脉诊查的互动，甚至不需要给药、不需要扎针，患者自己动动手就能轻松解决部分病症的方式，是很多常规中西医治疗都无法做到的。未来远程诊疗会越来越普遍，寻真体系的这种模式已经被证明非常成功，随着实践的积累和演进，相信会越来越成熟，越来越受到欢迎。

第六节　中医未来发展形式的一点思考

一、关于中医西医模式的生存竞争

寻真体系是海外中医实践中对精准治疗效应追求的极致体现，也是中医在未来医疗模式竞争中得以生存的杀手锏之一。寻真疗法之所以能在海外获得很高的声誉并快速引起人们的关注，核心原因在于它强大的精准疗效。疫情封城期间，寻真疗法用远程单纯的查经评分应验揉穴的方式，让患者在瞬间获得明显的改善，依靠的就是对经脉、穴位、疾病发展规律的精准把握。从某种程度上说，中医如果放弃了精准诊疗这一大法宝，将等同于自我阉割。中医人，无论身处国内还是国外，如果不再以精准的临床疗效为中医的终极追求，转而走向一味陷入理论空谈、实验论文自证等拾人牙慧的东西，无异于自毁前程。

我对中医的现代化及中医在与西医诊疗竞争中应当如何取位，有我自己的看法。我认为中医理论确实有它独特于西医的东西，而评价两大系统在当代医学诊疗竞争中孰优孰劣，绝不是看哪个系统看起来"更高级、更科学"，其可反复验证、可多次复制的临床疗效才是检验优劣的终极标准。找到共同语言、增进对话互相了解固然重要，但为了让对方接纳，一味地放下自身特色，脱皮换骨，不伦不类，最终只会让自己离中医的核心本源越来越远。

寻真疗法的可贵之处，还不单是临床疗效优异，更重要的是它的医理与疗效之间直线对应，让中医理论不是泛泛空谈，所有的诊疗结论必有可循的临床证据的病机医理支撑，病症疗效为什么治好了，医生不但治得明白，还能说得清楚。这样的临床疗效才是可复制、可持续、有说服力的。只有在这样的疗效平台上，才能有底气与讲求实证的西医平等对话。而这，在我看来，才是未来中西医模式竞争中我们唯一可以制胜的法宝。

二、关于中医现代化以及人工智能的挑战

我们实际上处在一个重要的历史转折点。2023 年初，ChatGPT 的横空出世，将 AI（人工智能）终将代替人类工作的现实摆在了所有人面前。每个人的内心都在问，当电脑虚拟的智能可以代替人去完成很多传统的人类工作后，医学，包括中医、西医学，会不会也终将被 AI 所替代？未来，

整个人类社会的医学模式与人工智能整合的趋势，在后疫情时代已经越来越清晰了。在这个时代变换的节点，我们人类还有些什么，可以让自己体面并优雅地完成交接，同时还能保有机器电脑所无法替代的优势呢？

首先，我想到的是寻真疗法可以帮助当代中医融入 AI 浪潮，完成它的现代化。

寻真疗法不但提供了一个能让临床大夫取得快速临床疗效的诊疗体系，更为整个中医诊疗的标准化、现代化提供了一个可以复制的模式。在寻真的理论框架下，每一个病症的病机，都会在相应的经脉上有对应的反应，而这些经脉的病变体征以及它们与核心病机之间密切度大小都以数值化的方式加以评估并记录，并且可以通过应验治疗的手段来进一步筛选确认，做到一一对应。我这几年回国推广寻真疗法过程中，有幸与一些科技业尤其是电脑人工智能业界的专家们有过一些交流。在与他们的交流中了解到，寻真的整个体系是目前中医界最有希望和 AI 结合的诊疗体系之一。因为寻真疗法所引入的数值量化诊断，是整个诊疗过程更客观、更精准、更有效率的依据，而这种模式，就是 AI 可以采纳的一个非常好的切入点。未来中医要想与时俱进，其诊疗资料的数字化、数值化、客观化及可量化的评估 - 验证，都将是必经的一步。有了人工智能的参与，结合寻真疗法清晰的理论框架、明确的诊疗步骤、可量化推理的诊疗逻辑，我们有信心让中医的现代化，既保存骨子里的古典中医魂，又维持更高的疗效，并能做到和西医平等对话和共存。

其次，我想到了寻真疗法可为未来的中医人提供的竞争优势。

技术进步不但带来人类社会的发展，也给人类生活带来了挑战。AI 会不会有一天把中医的生存空间也给挤占掉呢？几年前我就看到过一则 Google AI 机器人医生对乳腺癌患者预后的诊断率完胜最高等级的人类医学专家的新闻。当时就已经感到了紧迫的压力。可以说，就数据信息收集、分析、学习、预测为基础的这类 AI 所擅长的工作而论，人类在机器人面前几乎没有完胜的希望。未来医学，不论中医、西医，如果我们作为自然人类仍是靠躺在学习知识＋积累经验的老路上寻求生存，一定是不会有出路的，我们只有在人所擅长的特殊技能和功能方面发挥特长，才有希望。

由此，我想到了寻真疗法里很有特色的探气脉、针刺调气这部分的内容。这是需要我们亲自发动自身的感官功能，去摸－探人体真实的气脉搏动，然后根据气脉的层次深浅、强弱来做调气针刺的操作，从而才能取得最大化的针刺疗效。而这是作为 AI 机器人，以目前的科技水平还暂时无法超越的功能。所以，如果未来医生终将会被 AI 机器人取代的话，我相信学习了寻真疗法的治疗师们，也至少是最后才会被取代的那一批人之一。

后记：致谢

最后，我要把最诚挚的感谢献给一路默默支持我的家人，以及陪伴我成长的师友们。

本书能够顺利完成，还要特别感谢北京灵兰书院的蔡仲逊主编，以及寻真课程组的各位老师和国际寻真研究院的几位高级研究员：周红桥、王艳、张锋、薛峥、吴海蔚、张鸿麟、夏天、孙涛。其中周红桥大夫帮助我完成了本书大部分文字对稿修订工作。寻真疗法今日的发展成就，是在各位的积极支持与见证下一步步走来的。我们在多年的寻真之路上一路相伴，建立起的友谊与亲情弥足珍贵。

叶柳忠

2025 年 3 月